英國執業營養治療師
珍妮特・海德
Jeannette Hyde
著

14 10

斷食14小時，
10小時內品嚐美食

斷食減重計畫

減輕體重×控制血壓與膽固醇×穩定血糖
預防心臟疾病×提升睡眠品質

THE 10 HOUR DITE
LOSE WEIGHT AND TURN BACK THE
CLOCK USING TIME RESTRICTED EATING

To Markus, Max and Hanna

獻給馬庫斯、馬克斯和漢娜

重要聲明

本書只探討飲食和健康，不提供醫療建議。

若您正在服用藥物、進行任何醫療行為或懷有身孕，抑或是身體或心理狀況不佳，則不可在未徵求專業醫生意見前，自行改變飲食習慣。請您適當挑選食物，並為自己的飲食負責。

若您有任何疑慮，請諮詢專業醫生或其他適當的專業醫療單位建議。

目錄

第六章　１４／１０斷食的推薦備餐

第七章　14/10斷食常見問題Q&A

推薦序

風靡全球的14/10間歇性斷食

貼近你生活的營養師——夏子雯

「今天不管熱量了，先吃再說，減肥是明天的事情！」

「今天的體重，真的是我人生的新巔峰，怎麼會越減越胖？」

如果你內心也常常有這樣的獨白出現，體重總是來來回回、減不下來，那就不能錯過簡單自在、好執行的間歇性斷食。

「間歇性斷食」為什麼能風靡全球，主要是因為它只需要縮短進食的時間，且進食期間還能選擇你喜愛的食物，不強迫要求「低醣」、「生酮」或「非常清淡」。當然，這也不代表我們可以大吃特吃、完全把熱量拋到腦後，但只要願意提升食物質量，好好調整飲食內容；就更能提高減重的成功機率，穩定地把體重慢慢減輕。當體重、體脂肪減少了，自然也能降低內臟脂肪量、胰島素抗性，遠離高血糖、高血壓、高血脂等三高慢性疾病的威脅。

「間歇性斷食」主要是利用長時間的斷食，藉以減少胰島素分泌，讓升糖素開始作用，消耗儲存的能量、減少體脂肪的合成及堆積。

當身體感受到這種良性的壓力，便可增強身體細胞的自噬作用、啟動修復及更新，腸道的菌叢也會以健康的方式繁殖而旺盛，還能提升抗氧化力、抗衰老，讓頭腦清醒、精神好，改善生理機能的運作。

間歇性斷食普遍上可用一天二十四小時或一週七天的時間來分割執行，依照斷食時間的不同，大致上可分為18/6、16/8、14/10和52輕斷食，而以上這幾種斷食法中，最紅的就屬於16/8斷食了——十六個小時禁食、八個小時進食，並建議只吃兩個正餐，餐與餐中間不再吃東西。假設每天十一點開始第一餐、晚上七點前就必須吃完晚餐，所以平時吃習慣三餐正餐的人，剛開始執行16/8斷食，會有難以忍受的強烈飢餓感產生，甚至沒辦法參加親朋好友的聚餐。因為當別人在享受美食時，也許已經超過你的可進食時間，所以很多人在執行16/8斷食一到兩個禮拜左右，就萌生放棄的念頭，等於再次宣告本次的減重計畫失敗。

也因此，在所有的斷食法當中，我最推薦的是「14/10溫和輕斷食」，與這本書的理念非常吻合。當把激進的斷食時間退一步，變成只禁食十四個小時，代表每天十一點開始第一餐、晚餐在九點前吃完就行了，日常生活也跟著多了許多彈性。控制好飲食的時間，對於維持體重和健康非常重要，不管在門診、或是日常的生活中，總會碰到許多想要減重，卻找不到適合自己方法的人；我建議大家不妨繼續閱讀下去，試試「14/10斷食減重計畫」吧！

間歇性斷食的英文為Intermittent Fasting，在本書中稱之為「時間限制飲食法」Time-Restricted Eating（簡稱TRE），若想改善過去的飲食習慣，成功執行14/10斷食法的第一步就是做好「飲食紀錄」。然而很多人都覺得，飲食紀錄就是用手機拍幾張照片就完成了；但只要有認真、詳實的紀錄飲食內容就會發現，原來會胖不是沒有原因，可能是三大營養素攝取的比例不對，又或是吃進過多熱量，所以在嘗試進行斷食以前，請先試著紀錄一周的飲食軌跡吧，並且越詳細越好。

例如早上八點早餐：鮪魚蛋漢堡+大杯鮮奶茶，中午十二點半午餐：酸辣湯餃+燙青菜加油蔥酥，晚上六點半晚餐：奶油培根義大利麵+凱薩沙拉，回到家再吃水果：香蕉一根，吃完已經晚上九點；如此總結一整天進食的時間為十三個小時。

在這本書中也會教你如何一步步將原先的進食十三個小時，調整成為十小時內進食完畢，並最好在晚上八點前吃完晚餐；但如果某天聚餐不小心超過了十小時飲食時段，也請不要太自責或懊惱，只要明天再重啟一個新的循環、並檢視超過的天數及頻率，就會離成功減重的目標更進一步。書中也詳細的說明如何快速準備好餐點，有豐富的示範菜單與活力奶昔等，是喜歡西式飲食的你，絕對不能錯過的好食譜。

減重沒有速成法，花時間吃進來的熱量，就得花好幾倍的時間來消耗它，「14/10斷食減重計畫」最大的優點就是彈性高、方便長久執行，只要持之以恆，就能幫助身體找回主動療癒、復原的能力！除此之外，若想規劃更積極、貼近你我生活日常的飲食計畫，我也非常建議大家找營養師制訂一對一的客製化飲食。

打造專屬於你的飲食計畫，好好學習營養觀念，真的一輩子受（瘦）用、不復胖。只要培養健康飲食習慣，自然會伴隨成功的減重成果，期許正在閱讀此書的你，能透過本書，一起找回健康的身體！

推薦序

推薦給對美食意志薄弱，又想改善身體狀態的你

專業營養師——程涵宇

只要稍微改變吃飯時間，就可以輕鬆執行「14/10間歇性斷食無痛減重法」。有科學研究證據的14/10斷食減重計畫，執行起來更安心，也因為如此，才會有這篇推薦序。

14/10主要是以限制飲食時間的方式來進行：「在一天二十四小時中的十小時內進行飲食，剩下的十四小時內進行斷食。」比起時下炙手可熱的16/8斷食法，更加溫和好執行，而且更符合現代人的生活作息，同時也很有效。更重要的是，能夠輕易地持之以恆！這個方式不僅能幫助減輕體重，感覺自己更輕盈，同時還能夠改善心血管健康及預防第二型糖尿病，甚至連睡眠的品質都能有所提升。

根據研究發現，若已經過重、肥胖的人執行14/10間歇性斷食減重法，不用

計算熱量或特別改變飲食，四個月後也能平均成功減重三・二公斤。另外，以這種「限制時間」的飲食方式，還能改善胰臟的功能並幫助血壓穩定。

另外，本書也有提到針對亞洲人執行「１４／１０斷食減重計畫」的研究結果：二〇一九年營養學期刊針對一萬多名的韓國人，進食時間與肥胖的關係比較，發現較早吃東西的人，與晚上九點以後吃東西的人相較之下，較不會有過重、罹患糖尿病及心臟病的問題。在分泌學會年會ENDO 2021中也發表了一項最新研究顯示，在早上八點三十分之前吃早餐的人，血糖比較不容易升高，也較不易造成胰島素阻抗，能夠降低罹患第二型糖尿病的風險。

也就是說，最完美的斷食執行方式是：「較早時段」的「１４／１０斷食減重計畫」，更符合生理時鐘晝夜節律一致。因為人體許多與代謝、消化的身體酵素會在一天當中的特定時間起最好的作用，當進食的時間規律，體內的系統包含新陳代謝、荷爾蒙、心臟功能不再感到混亂失序。

當然，如果你是夜貓子，就採用時段較晚時段的１４／１０間歇性斷食減重法吧，但還是建議在晚上八點前吃完最後一口食物。總之做就對了！親身去嘗試哪種方式對你自己最有用，懂得如何吃飽吃好，就能避免大吃亂吃的補償性進食，一旦找到適合的方式，自然更容易堅持下去不復胖。更棒的是，大約執行14/10斷食減重計畫一至二星期後，因為生理時鐘的恆定、血糖的穩定，晚上的食慾也會跟著下降，自然會少吃零食，酒也會跟著少喝了。在大家執行14/10斷食減重計畫時，以下幾點也建議大家在執行時特別注意！

①補充足夠的蛋白質幫助肌肉生成

蛋白質無論在早上吃、中午吃、傍晚吃都很棒，如果能平均分配在一整天的飲食當中就更好了。特別是在剛開始執行間歇性斷食法的時候，蛋白質顯得更為重要！因為執行的第一週容易感到飢餓，而蛋白質能夠提供飽足感，建議可以晚餐攝取到二十公克的蛋白質，約等於一顆蛋加一杯二四〇豪升毫升的牛奶與一塊三十五公克的雞胸肉。

②多吃蔬菜及適量水果

蔬菜水果當中有豐富的B群、植化素及膳食纖維，能夠幫助腸道中好菌的生長讓我們更健康，搭配間歇性斷食法可以改善人體腸道的微生物群，而這些菌叢對於體重及血糖的穩定也有幫助！

③諮詢專業建議

有少部分族群是不建議執行14／10斷食減重計畫的，建議這些人先問過醫師、營養師意見，而這部分在本書的第一章中也有特別說明。

另外，書中對於14／10「怎麼開始，怎麼做？」也有很好的介紹！

像是水、茶等可以在斷食期間飲用，而下列這些事情則建議不要在斷食期間做了，例如吃小孩吃剩的飯菜、吃別人吃剩的食物（真實又幽默），針對咖啡的利弊也有正確的分析。這樣的好處是，讓14／10變得淺顯易懂，輕鬆自在又容易執行，可以依據自身的狀況評估自己該怎麼做。

更棒的是！書裡竟然有附食譜，如果希望可以更多一些菜色上的變化，依據食譜的材料甚至可以自行簡易的更換種類，像是塔皮換成一些地瓜，鷹嘴豆換成毛豆、甜菜根換成你喜歡的蔬菜。

想告訴各位，這本書非常好用的地方在於其中一章節是「14/10斷食常見問題Q&A」，也是我在營養諮詢時被問爆的問題！

「斷食時，區區一大卡的茶可以喝嗎？」
「平日跟假日斷食的時間可以不一樣嗎？」
「應該要限制食量嗎？」
「執行時我應該要吃幾餐比較好？」

這些問題你只要翻開書，就能獲得解答。

其實只要稍稍做一些改變後，不只是體重，體脂、心血管、大腦、消化系統、腸道菌叢、免疫系統、肝臟等整個身體都會很開心。

誠實面對自己，做的調整才會適合自己並且長長久久。

開啟認真模式吧，是的，想改變就趁現在，跟著我一起閱讀這本好書吧！

推薦序

持續享受美食，還能改善健康並讓體重回復正常

「馬甲天后」運動 Youtuber——黑面蔡媽媽

「只要控制好每天進食的時間，就能控制好體重。」

我的天，這是多麼簡單又輕鬆的一件事！如果早在我三十二歲剛生完第一胎的產後，就知道14／10斷食的好處，那麼當時的我一定不會憂鬱症復發。

曾經我以為只要餵哺母乳，就算飲食上不節制也不運動，還是可以讓我在做完月子後就恢復產前的身材。的確，我是恢復了，但恢復的是體重，卻輸掉了體脂，成為一位名符其實的泡芙人；體檢單上一連繳出好幾個紅字的成績，體脂和膽固醇也雙雙過高，連醫生都笑我看不出來是個胖子，然而這個事實，卻讓我這位新手媽媽感到非常挫敗。

最後擊垮我的關鍵，是一場很嚴重的感冒，因為嚴重的鼻涕倒流，再加上半夜

睡覺睡到一半會突然喘不過氣，讓我不得不去醫院進行更謹慎的檢查。核磁共振的結果顯示，我的肺部有嚴重的纖維化，若想要重拾健康就得開始運動。我必須說，在我成為運動youtuber黑面蔡媽媽之前，我可以說是不會、也不想更不愛運動的人，可是連醫生都這樣告訴我，我就得試著去改變我的生活型態。

當我踏進健身房跟著健身教練運動，教練就常告訴我：「想要瘦得快，除了運動，還要進行飲食控制。」但我說什麼也不願意進行這麼痛苦的事，因為光「控制」這二字聽起來就很辛苦，更何況還要親身去執行，就算執行了想必也很難以長久。於是當年的我，在心裡暗暗下定決心，我只要仰賴運動幫我重塑身材，至於三餐飲食我還是要自由自在，想什麼時候進食就進食，想吃什麼就吃。

約莫花了八個月的時間，我光靠運動，就將體脂降到一八％，然後我又懷孕了。有過第一次成功減重的經驗，我對自己信心滿滿，生完二寶的五個月後，我再次回到健身房運動，雖然一切看似順利，但體脂就是降下不去，想要腹部平坦，甚至都得花很大的力氣憋氣才行。

看著鏡子前脫掉衣服的自己，腦海中頓時出現非常多想法——「難道真的是因為我管不住熱愛美食的嘴巴嗎？」、「試試短期的飲食控制吧！」、「減少澱粉的攝取量就能減脂了吧?!」

於是我在二〇一八年開始執行一場長達十二周零澱粉的嚴格飲食控管,這真的十分難熬,尤其我又特別熱愛吃白米飯,這十二周只能看著家人跟小孩吃,自己卻不能吃,餐餐都異常痛苦,情緒管理也變得很差,常常都想發脾氣。

我要老實說,這場嚴格飲控的成績很好,不只體重降、體脂降,連肌肉也多了一些;不過當我慢慢恢復正常的飲食內容後,體重和體脂也跟著不爭氣地回升了,你說我氣不氣餒,我白白少吃了好幾碗飯!

因為這場心力交瘁的零澱粉飲控,讓我變得沒有動力再去調整自己的飲食習慣。直到二〇二〇年的年初看到各種關於斷食的研究和報導,我直覺覺得這樣的方式很適合我的生活型態,因為根據我的日常,我大可以晚一點吃早餐,也可以將晚餐時間提前,這樣就算覺得有點飢餓也不至於大發脾氣;況且我本來就對各式手搖或含糖飲料興趣缺缺,日常飲水量也都很正常,喝茶或喝咖啡時也習慣不一定要加牛奶。

「斷食真的太適合我了,只要選擇出符合自己生活型態的進食時間,成功機率非常高!」

我從中選擇了16/8斷食的飲食方法,就是一天當中十六小時禁食,在另外的八小時中安排二到三餐。從原本做一周實驗性質的１６／８斷食，到後面我整整堅持了一年的時間，也拍攝過幾支心得影片在我的youtube頻道上分享，獲得很多觀眾的回饋；但也有多數人告訴我，要他們一邊配合工作時間，一邊執行十六小時禁食，事實上是很困難的。

於是當我看到一些關於１４／１０的斷食研究，研究顯示１４／１０斷食在減重減脂上也能有所成效，我便陸續建議過幾位有心執行斷食的觀眾，不妨先從１４／１０斷食開始執行，就有機會找出合適自己的禁食時間。

只要仔細閱讀《１４／１０斷食減重計畫》，你就會更有信心為自己計畫並建立良好的飲食內容與習慣，因為一天中十四小時的完整禁食時段，其實還包含了睡眠時間，相對於１６／８斷食或２０／４斷食，這成功的機會更高。

書中也寫到很多重要的斷食觀念，值得我們學習。禁食時間不見得愈長愈好，我們的身體只要經歷十二小時以上的斷食，體內的代謝開關就會開啟，身體會進入自噬狀態，這是一種身體自我清潔的方法。斷食十二個小時之後，身體會開始分解並燃燒脂肪以產生能量，這時候運動還可以促進肌肉生長和增強肌肉耐力。

當我看完《１４／１０斷食減重計畫》更了解到一些事實，原來我們深植腦海的一日三餐、少量多餐、餐後零食點心、喝酒應酬等，這些飲食方式都在一步一步將我們推向疾病或肥胖養成的道路上。

斷食聽起來或許很新穎，但其實它一直都存在，如今有更多研究資料顯示，斷食能控制血糖、控制體重，若長久進行，同時持續享受美食，還能改善健康以及讓體重回復正常，我想何樂而不為呢？

前言
「何時」進食更關鍵

此時很多國家仍在發布更多的封鎖禁令來遏制新冠肺炎（COVID-19）的擴散，而我卻在這個時間點推出這本全新的瘦身書籍，這樣是否有點不合時宜？但對某些人來說，在疫情爆發初期，在他們都還沒來得及思考飲食規劃以前，就猝不及防地被限制在家裡，更別說想要在手忙腳亂中進行體重管理了。

二〇二〇年美國第一次實施封鎖期間，有高達三分之一的人因為疫情的影響而變胖。我們都知道，**控制飲食的時間對於保持體重和維繫健康非常重要**。從疫情爆發以來，人們不僅大幅減少通勤與社交時間，比起過去也更常在家工作。從另外一個角度來看，我們目前過得這種新型態生活，又何嘗不是這數十年以來，最適合控制「何時」飲食來促進健康的絕佳機會呢？

經研究證實，**「何時」進食會直接影響人的體重、血糖平衡，以及心臟和免疫系統的健康**。或許目前正是輕鬆導入新飲食習慣的絕佳時機，現在我們不必一大早搭大眾運輸跟別人擠得像沙丁魚罐頭一樣，也無須在傍晚參加應酬交際，陪人喝酒拉關係。既然如此，我們能不能稍微晚點吃早餐，並提早吃晚餐或提早喝點小酒呢？我們能不能在午休時間就開始著手準備晚餐呢？既然酒吧和餐廳在週末必須提早收攤，我們何不將早餐或午餐直接當作晚餐來看待呢？

專家預測，在新冠肺炎（COVID-19）肆虐全球下，制式的上班時間將很難再如同過去一樣——每週進公司五天，天剛亮就得起床，接著通勤累得半死，最終深夜才抵達家門。在這樣的改變之下，人們或許可以早點進食，而這可能會重大影響全國人民的健康。

在過去幾年，我一直注意新興的「時間限制飲食法」（time-restricted eating，簡稱TRE）[1]研究，並且透過在倫敦的一對一營養治療課程，以及在西班牙「重新啟動．滋養身體．賦能改變」（Reboot. Nourish. Empower）所嘗試過數百種不同的飲食時間組合發現，若要善用TRE來促進健康，最好限定在十個小時以內用餐，最後的進食時間則建議要落在下午六點到八點，且不可超過八點。

我還了解到，**魔鬼就藏在TRE的細節中，而這正是我要寫這本書的原因**。本書結合最新研究獲取的知識以及我從臨床實踐累積的經驗。TRE是間歇性斷食法

(intermittent fasting)的一種，網路上討論間歇性斷食法的意見眾說紛紜且不少互有牴觸。本書可以幫助你克服困難並替你解答疑惑，讓你得以遵循新的進食時間而獲得成效，甚至了解在斷食期間，哪些食物可以吃，哪些食物不可以吃。我會回答各種問題和疑問，好讓你從中受益。

在我還沒成為營養治療師(nutritional therapist)以前，我曾是一家國營報紙的資深編輯。當時我經常天還沒亮就要動身去搭乘大眾運輸，通勤的時間十分漫長，所以我通常會在路上吃牛角麵包、喝杯咖啡，草草解決我的早餐。好不容易抵達辦公室，我又會整天斷斷續續地在公司吃些零食，直到完全看不到太陽才下班回家，到家後我大多會小酌以稍稍撫慰疲憊不堪的自己。就這樣日復一日，直到某天一早醒來，我發現我從脖子到脊椎竟然完全無法動彈！人在過度勞累時，會以各種形式發病，而我就是這樣病倒的……當時我感覺自己的身體就好像發生車禍般失去控制，那時的我幾乎每天以淚洗面。我的身體和心靈都在強烈抗議，並告訴我：「不能再這樣繼續下去了。」最終，我只好忍痛離開我心愛的出版界，並花了整整一年的時間在家裡調養身

1　限定某段時間可以正常飲食。

體——從零開始學習料理，並暌違已久地讓自己沐浴在和煦的陽光下，以及跟我剛建立的家庭重新修復關係。

之後，我在西敏寺大學（University of Westminster）取得了四年制學士學位，成為一名營養治療師。由於我過去也曾擔任過記者，所以我總保有一顆好奇心，我想學習如何藉由飲食和生活方式來促進健康。我親身了解到一旦飲食和生活出了差錯，將會發生什麼狀況，所以我想要學習如何自行評判和解釋科學文獻，並將我所學到的知識分享出去，讓人們不再只能遵照當時流行的低脂飲食和計算卡路里來瘦身。

我再也不想經歷過度勞累的慘狀，但我還是很高興因為這樣壯烈的過去而踏入新的領域。我在二〇一五年時寫了《腸道改造》（*The Gut Makeover*）一書，搭上對微生物群系（microbiome）的新科學研究風潮，一直引領腸道健康革命直到今日。我現在將寫作、研究、臨床試驗和團隊合作相互結合，試圖盡量去教導更多的人。我曾與各式各樣的人合作，其中有領失業救濟金的人，也有億萬富翁。我喜歡提供人們健康諮詢，協助遇到的每一個人，讓他們保持健康和身強體壯。

本書將跟大家分享「時間限制飲食法」的最新研究成果，希望能讓各位從中獲得實質成效。

CHAPTER 1

先來看看數據怎麼說——14/10斷食的科學研究

我們斤斤計較地計算卡路里、花大錢去健身房逼自己運動，甚至不惜身體健康仍選用激烈的瘦身法，最終卻徒勞無功，白忙一場。也許計算卡路里和拚命做運動並不是減重的唯一途徑，透過舒適且溫和的斷食方式，不僅能減輕體重，還能讓心臟健康、維繫胰島素平衡！

這不是第一本介紹瘦身減重的書，也不是最早被提出的減肥方式，但我仍建議你要讀這本書。

節食是近代才有的現象，在人類漫長的過去裡，從來沒有像現今人類社會這般著迷於減肥，減重方式不斷地被推陳出新——我們斤斤計較地計算卡路里、花大錢去健身房逼自己運動，又想盡辦法將食物的天然脂肪取出，再改用代糖或其他添加物使其美味可口……

即便我們已經知道這麼多種不同的方法，照理來說減重應該早就不再為人所苦惱，但反觀如今「瘦身」的資訊與相關產業為何仍舊如日中天。因此，也許我們該對某些我們以為理所當然的減重方式再好好想一想，計算卡路里和拚命做運動真的是減重的唯一途徑嗎？會不會我們根本不必苦苦計算卡路里來想盡辦法減肥？如果這些方法總是如此困難，以至於「減重」成為永遠的課題，那麼會不會其實是我們努力錯方向呢？

我們的祖先與我們的生活方式已大不相同，過去人類日升而起，日落而息，如今我們改變了生活方式，不僅吃的食物不同，連吃飯時間也改變了。在這裡，我將介紹一種既自然又較為溫和與嶄新的健康瘦身法，這個方法將使你感覺更年輕並幫助你減輕體重，同時還能維護心臟健康和預防第二型糖尿病。

讓我說明什麼是「14/10斷食減重計畫」，它是以「時間限制飲食法」（TRE）為基礎的一種間歇性斷食法。顧名思義，這意味著你需要每天在十個小時的時段內用餐，其他十四個小時則不吃任何東西，藉此調整來配合身體的自然節律。

「時間限制飲食法」頗有成效，已獲得諸多證實，現在則有更多的科學研究佐證它的效益，這說明我們能用這個方法有效改善我們的瘦身方式。我在哈雷街（Harley Street）開設了營養諮詢診所，曾在所內協助數百位客戶減重，個個都見成效，只是好壞有別。

本書將揭露我的研究成果，為各位介紹一種更新且更容易的間歇性斷食法，做起來輕鬆自如，以利長期執行。你只要一天在十個小時內用完餐即可。這樣一來，你的身體就能歷經十四個小時的斷食，時間雖然不短，但大部分斷食時間你都在睡覺。你在這十四個小時內不吃東西，身體就會將注意力轉移到燃燒脂肪上，並且重塑體內的每個器官，讓你保持年輕和健康。

我們的遠祖是狩獵——採集者（hunter-gatherer），會根據日光（可以狩獵的時間）和黑夜（被迫睡覺的時間）的自然節奏來交互進食和斷食。人體是一台奇妙的機械，即便某一天沒有注入二千卡路里的熱量，它也不會停止運轉。身體具有啟動機制，一旦食物不足便會增強許多器官的運作能力，讓我們存活下去。我會在本章和第二章逐一說明這種研究結果。

在二〇一二年到二〇一五年之間，聖地亞哥沙克生物研究中心（Salk Institute）有一群科學家發表了一個具有革命性的研究成果，這個成果徹底顛覆了人們對間歇性斷食法的認知。這些科學家將老鼠分成好幾組，每天餵牠們高脂肪和高糖分的混合食物，而每一組獵取的熱量完全一樣，不同組別之間的差別只有老鼠可以吃東西的時間。他們總共進行了為期四個星期到至四個月的一系列研究。

研究發現，只能在八、九個小時內進食的老鼠減輕了體重，而且胰島素和膽固醇的指數皆有所改善，而任何時候皆可進食的老鼠（稱為「隨意」〔ad libitum〕進食，就跟人類吃東西一樣）反而變胖且罹患糖尿病。這些結果令人感到震驚，而且重要的是，這個結果具有重複性，經反覆驗證後仍可獲得相同結論。

獲得這樣的成果後，這群科學家下一階段的研究目標便是找出美國人在二十一世紀普遍的飲食習慣。二十世紀時，大多數人的飲食習慣仍是一日三餐，而現今我們的飲食模式是如何把我們變成像那些隨意吃東西後變胖，進而罹患糖尿病的老鼠呢？

目前全世界有數百萬人有肥胖問題並身陷糖尿病困擾，以往我們將其病因歸咎於這些患者飲食不恰當所導致。然而經過上述的驗證，也許我們能大膽地推論，**或許他們只是因為吃東西的時間和頻率不對才會這樣。**

在二十世紀前四分之三時期（當時外賣並不盛行，也沒有全天營業的超商），人們在晚餐與隔天早餐之間往往會間隔一個完整且充足的睡眠時間，這或許正是當時的人不會吃到過多加工與垃圾食品的關鍵之一。然而，如今卻有個隱性的問題，當今社會中，幾乎沒有人懂得善用斷食以開啟足以治癒疾病和讓人充滿活力的身體機制。相關研究人員很快就發現，會出現前述問題，正是因為許多人從睡醒那一刻起便不停吃喝，直到深夜關掉了筆電／iPad／手機等電子產品才肯倒頭呼呼大睡。

因此，進行上述老鼠研究的聖地亞哥沙克生物研究中心，決定再進一步詳細研究人類普遍的飲食習慣，他們在一群人身上裝了「feedogram」軟體來進行為期三個星期的飲食監測。受試者將使用智慧型手機拍攝他們吃什麼和喝什麼，然後將影片發送到伺服器，伺服器有研究人員管理的時間戳記（timestamp）和位置（location）。受試者必須明確回報自己吃進去的每片炸薯片／每塊餅乾／每片黑巧克力。

研究人員還會隨機向實驗對象發送訊息，詢問他們在過去三十分鐘內是否有吃東西，只需回答是或否。這樣便可避免有人忘記回報的情況，一開始這些實驗對象都認為自己在大約十二個小時內進食三次。

然而，正如各位可能猜到的那樣，事實並非如此。研究結果指出，實驗對象每天進食次數介於四點二到十五點五二次，飲食的時間幾乎長達十五個小時——這跟他們自認為十二個小時內進食三次的主觀想法出入甚大。順帶一提，在此實驗中每吃一項包含一卡路里（或以上）的食物或飲料都被視為是進食一次，而其中又有一半以上的實驗對象，每小時會吃一次東西或喝某種飲料。也就是說他們的消化系統一直處於運轉狀態，不停消化和處理可咀嚼或液體形式（好比酒）的可食用物質，同時又開啟所有的激素、消化液和能量讓身體去消化食物。他們的身體唯一可獲得喘息的時間就是他們短暫的睡眠期間，因此他們的身體從未經歷長時間斷食，以獲得充分的休息時間。

同一份臨床報告還要求一小群體重過重和肥胖的人，每天在十小時的時段內進食，十六週以後，實驗對象平均減輕三．二公斤（大約七磅），這無需計算任何卡路里或改變飲食取向。這樣的結果便足以證明１４／１０斷食減重計畫有效而且易於管理，這也是我想推薦給大家可以著手進行改善的飲食時間模式（並非進食八小時或九小時，是因為那些方法比較難長期遵守）。

又，研究也進一步指出「時間限制飲食法」可改善胰臟（負責控制胰島素分泌）功能並降低血壓。前文中針對老鼠的研究成果，已經順利地套用到人類身上。

根據英國國民醫療保健服務（National Health Service）在二〇二〇年發布的數據，英國超重或肥胖的成年人數目在一九九三年與二〇〇〇年之間急劇攀升，到了二〇二〇年已高達百分之六十三。最新數據顯示，百分之七十一的美國成年人肥胖或超重。因此，無論是站在何種立場，我們確實都需要更便宜且簡單的瘦身法，對吧？

如果這個世界人人皆秉持善意，那麼此時所有相關單位早該迅速投入數百萬美元去從事人體試驗，針對大量人口進行研究。若根據實驗成果，限制何時進食可以改善肥胖、第二型糖尿病和心臟病等全球普遍的疾病，我們應該刻不容緩去獲取大量數據，並且將這項消息告訴所有人。

然而問題正在於，**這個方法實行起來一點都不難，極其簡單、無門檻，甚至無痛**，如此的健康法幾乎難以讓商人從中獲利。製藥公司若是告訴民眾，只要限制進餐時間就可能改善某些重大疾病，他們便無法兜售價值數十億美元的藥物，海撈一筆，甚至可能會關門大吉。因為如果大家每天都奉行１４／１０斷食減重計畫，那麼高昂的減肥儀器、控制胰島素分泌的藥物和降血壓藥的銷量可能就會順勢下跌。

直到二〇二一年，相關的人體研究終於如火如荼展開，不再只有一小群專家從事實驗。研究發現，只要人體每天在十小時內進食完畢，有十四個小時的斷食時間，就能變得更健康。以下我摘要了一些實驗室的最新研究，以證明了為什麼14／10斷食減重計畫是有效的。

根據威爾金森（Wilkinson）等人在二〇二〇年於國際期刊《細胞代謝》（*Cell Metabolism*）發表的臨床報告，試驗中他們限制十九位罹患代謝症候群（metabolic syndrome）的病患每天只在十小時內進食。順帶一提，代謝症候群又稱為X症候群（Syndrome X），這個醫學術語是用來指一個人同時出現肥胖、第二型糖尿病和心臟病。最近的新聞經常提到代謝症候群，是因為有這種病症的人更容易感染新冠病毒。

這個試驗中有十六位受試者是藥罐子（walking pharmacy），他們在醫學界被稱為「多種藥物患者」（polypharmacy patient），因為他們罹患多種疾病，並需同時服用好幾種藥物。而這些參與者過去皆曾試過控制卡路里的飲食和運動計畫來減重，但是都沒有成功。

他們在三個月之中，每天被要求在十小時內進食完畢，而在其他時間，只能喝水或吃藥。不同於先前的某些TRE研究，這些人被允許可以根據自己的習慣或配合其他行程，選擇斷食的時間（例如，有人天生一早就容易肚子餓，有人則不會），好讓他們能更容易去遵循規定。

時段較早的TRE為早上八點開始進食，下午六點後開始斷食。時段較晚的TRE則早上十點開始進食，下午八點後開始斷食。

多數人在參與研究以前，進食時間橫跨十四個小時，而非十個小時。研究期間不會有人告訴他們該吃什麼或不該吃什麼，只是要求他們按平常習慣，在選定的十小個時內進食。遵守情況十分良好，參與者平均兩週只會有一次進食時間多出一小時。

以下是研究結果（別忘了，他們每兩週都會有一天「隱瞞事實」）。

減輕體重

他們平均減輕了三公斤（六．六磅，幾乎是一塊石頭的重量），身體組成（body composition）更棒，腰圍平均減少百分之四，其中減少的百分之三是原先圍繞著身體中央器官的脂肪。這種「內臟脂肪」（visceral fat）特別危險，因為它會增加罹患心臟病和第二型糖尿病的風險，因此可以減少這部分脂肪的瘦身法特別被受到重視。（生物電阻抗〔bioelectrical impedance〕分析會讓電流通過人體，可用來測量內臟脂肪。）

研究群指出，參與者平均一週減輕了〇．二公斤，效果等同於某些控制卡路里瘦身法三個月的成效，而且採納某些偏激的減重方式並無法讓心臟更健康，我們馬上會討論這點。我還發現一個關鍵——**實驗對象甚至不必放棄喜歡的食物。**

改善心臟指數

血壓明顯降低（平均收縮壓降低百分之四，平均舒張壓降低百分之八），膽固醇指數也降低了。

降低糖尿病風險

空腹血糖（fasting glucose）和胰島素測量值有改善，連同化血紅素（HbA1c）[1]也改善了。

有趣的是，實驗對象在研究開始時的指標數值越偏離正常範圍，結果會越好。同時限定進食時間也有助於重置實驗對象的生理時鐘（internal clock）——亦即晝夜節律（circadian rhythm），從而提升藥物對他們的療效。此外，雖然「睡眠」並非這項研究的初始指標之一，但許多參與者卻回報他們的睡眠品質變好很多（睡得更久且更深沉）。

我們怎麼知道這些成效不是偶然達成的？

二〇二〇年出版的《肥胖症》（*Obesity*）一書中也記載了一個小型的隨機對照試驗（randomised controlled trial）[2]，將二十位超重者分為兩組。一組每天至少進食十五個小時，另一組則被要求每天只能在八個小時內進食，試驗持續三個月。值得一提的是，多數TRE參與者不約而同地將他們的飲食時間由八小時調整為每天十小時，因此應該基於十小時飲食來看待實際結果。研究人員利用一款手機軟體來檢查參與者是

1 經常出現在全科醫生血液檢查報告上的標準指標，可顯示測試者是否罹患糖尿病。

2 對某種療法或藥物的效果進行檢測的手段。試驗將研究對象隨機分組，對不同組實施不同的干預，在嚴格的條件下對照效果的不同。

否按照規定飲食。

在ＴＲＥ組中，肥胖的參與者被告知要在上午九點和下午五點或中午十二點和晚上八點進食，但如上所述，在實際的研究過程中，他們每天是在十個小時的時段內吃東西，而最晚進食時間為晚上八點。另一組根據日常喜好，可以隨時吃東西。兩組人都沒有從研究人員那裡獲取該吃什麼的建議。

ＴＲＥ組減輕了體重（平均三．六公斤，幾乎達到八磅，或剛剛超過半塊石頭的重量），內臟脂肪則減少百分之十一。他們的心臟數據也有所改善（例如，心臟健康其中一項指標的三酸甘油脂平均降低了百分之二十三），血糖也控制得更好（空腹血糖下降了百分之七點七），表示他們比較不會罹患第二型糖尿病。

非ＴＲＥ組的人進食時間拉長到十五個小時以上，他們的體重減掉了一．四公斤（約三磅），但內臟脂肪保持不變。兩組人都必須用手機拍攝他們的食物，研究人員還會隨機傳簡訊，問他們是否在過去半小時內吃過東西，他們也必須回答。非ＴＲＥ組的空腹血糖變化不明顯，三酸甘油脂水平則保持不變。

那麼，當我們檢視較多人的進食時間時，會發現什麼情況？根據二〇一九年河（Ha）與宋（Song）發表於《營養學》（*Nutrients*）的一篇研究分析了一萬四千兩百七十九名韓國人的二十四小時進食紀錄。研究人員檢視了人們飲食時間與他們是否患有肥胖症、心臟病或第二型糖尿病之間的關聯。

研究人員發現：

- 比較早吃東西的人（早晨進食者）比較不會體重過重或罹患糖尿病和心臟病。
- 晚上九點以後進食的人（稱為夜間進食者）比非夜間進食者更容易變胖和罹患糖尿病，心臟檢測值也比較容易超出正常範圍。
- 這項研究最令人驚訝的發現是：斷食時間長（超過十二小時）但睡眠不足（每晚少於六小時）的人則體重增加，且為糖尿病和心臟病的高風險群。

這項研究自此開始變得非常有趣，同時佐證了我在自己診所中發現的某些情況，**亦即較溫和的斷食比長時間且嚴格的斷食更好**。有些人會逼迫自己只能在更短的時間內進食，例如每天八個小時或六個小時（代表在一天二十四小時中，斷食時間高達十六、甚至十八個小時）。有些人會連續幾個月進行所謂的16/8（斷食十六個小時，進食八個小時），認為斷食越久，效果越好。

然而，這項韓國研究證明，更長且更嚴格的斷食不一定更好。如果沒有睡好而急著斷食，可能會病得更重，人也會變胖。

此外，根據西恩富戈斯（Cienfuegos）等人在二〇二〇年發表於《細胞代謝》的另一項研究也顯示斷食越久，效果不會更好。研究人員將參與者分成兩組：一些人要在困難的四個小時的時段（下午三點至晚上七點）進食，另一些人則可以在六個小時的下午一點到晚上七點之間進食，試驗持續八週。

斷食期間仍然可以喝水以及零卡路里的咖啡和茶。有趣的是，兩組人的減重成效和糖尿病指標數值的改善情況非常相似。這項研究並未專門測試進食十小時的情況，但它確實指出，雖然根據邏輯而言，斷食越久，效果應該越好，但實際情形卻並非如此。

這就是為什麼研究人員和像我這樣的臨床試驗者會發現，TRE有一個「最佳的進食時段」（sweet spot）。人體一直都想保持平衡，稱為內環境穩定／體內恆定（homeostasis）。我們的生理會一直努力恢復到預設的健康狀態，例如中央供暖系統的恆溫器會讓我們的家舒適溫暖，不會讓人感覺悶熱，也不會讓人凍著。要透過舒適且溫和的**斷食方式，才能減重、讓心臟健康以及維繫胰島素平衡，同時不會損耗身體和**

感覺不舒服，而根據我的診所經驗，我發現在尋找長度適中且溫和舒適的斷食法時，總有一條微妙的界限。

斷食法只要謹慎利用，便可成為我們的救星。**所謂謹慎利用，就是身體只要經歷十二個小時以上的斷食期間，體內「代謝開關」便會開啓**，讓人精力充沛，活得健康。有人認為，斷食十二小時以後的頭幾個小時是進食來補充身體能量的最佳時機，因此在十個小時內進食並整夜斷食十四個小時是很實用的瘦身法，不費吹灰之力就能獲得成效。

過去數年以來，我透過倫敦的小組工作坊、伊比薩島（Ibiza）和美諾卡島（Menorca）的健康靜養所、哈雷街和梅菲爾（Mayfair）的一對一診療、貴賓家中的理療，以及最近Zoom的線上診所替世界各地的顧客提供服務。

我與顧客合作，嘗試過各種時段組合，不斷改善白天進食、晚上斷食的瘦身法。私人全科醫生、胃腸病學家、精神病學家和風濕病學家之類的醫療人員都會將病患轉介給我，也有顧客是讀了我在二〇一五年出版的《腸道改造》一書而主動聯繫我。我在寫《腸道改造》之前讀了老鼠試驗報告，TRE的種子便落在我的腦海。

我發現老鼠進食以後斷食十二到十六個小時，體內的微生物群系（與體內許多其他系統的健康有關的腸道細菌）變得更有活力且健康，這點讓我很感興趣。於是我開始跟接納這點的顧客合作，讓他們嘗試十二小時斷食，看看他們的消化系統是否會更健康，結果通常會有成效。

從那時起，我就持續與客戶合作，嘗試透過這種新的十小時進食法去處理各種雜症，顧客通常都會因減重而高興，或者瘦身效果只是副產品而已。如我們所見，對TRE的研究最初是基於老鼠試驗，最近才被證實可以助人減重、改善心臟的健康和促進血糖平衡。然而，根據我的經驗，在十個小時內進食並整夜斷食十四個小時，也有助於重置體內的其他系統。在第二章中將會進一步說明其中的某些機制。

除了可幫助減重、維繫心臟健康和預防糖尿病之外，14/10斷食減重計畫能否改善其他病症呢？專門檢驗這點的研究仍然不多，但我想分享一些我觀察到透過14/10斷食減重計畫，確實達到協助減緩症狀的個案案例，身體可能在長時間沒有進食的情況下是透過稱為自噬（autophagy）的過程來進入修復模式。例如：

- 腸躁症候群／大腸急躁症（Irritable Bowel Syndrome，簡稱 IBS）——便祕、大便稀疏或軟硬混合狀。

- ◆酸反流（acid reflux，例如胃食道逆流〔gastroesophageal reflux〕）。
- ◆小腸細菌過度生長（Small Intestinal Bacterial Overgrowth，簡稱SIBO）。
- ◆發炎性腸道疾病／炎症性腸病（Inflammatory Bowel Disease，簡稱IBD，例如局部性迴腸炎〔Crohn's disease〕和潰瘍性結腸炎〔Ulcerative Colitis〕）。
- ◆憩室炎（diverticulitis）。
- ◆包括疱疹（herpes）、痤瘡（acne）、濕疹（eczema）和牛皮癬（psoriasis）在內的皮膚病。
- ◆更好的睡眠，有助於緩解焦慮。

我不時在鼓勵別人稍微改變他們的日常飲食習慣，並且集思廣益，想方設法進行調整和根據個人情況制定飲食時間，以便取得成效。我將分享許多來自世界中各行各業的人一起合作的經驗，說明如何運用這種非常簡單有效的方法來促進健康。

這種方法不必花大錢，無論是領失業救濟金者或億萬富翁都曾因此獲益，你馬上就能汲取我的經驗和知識。**只要你運用得當，即便只做微小且安全的改變，就能獲得極大的效果。**

自從TRE的早期研究以來，許多人藉由邏輯判斷之後，自動自發去擁抱時間限制飲食法並開始實踐它。TRE既安全又便宜，嘗試這種瘦身法不會有任何損失。

話雖如此，我指導過數百位在現實生活中嘗試14/10斷食減重計畫的人，而根據我的臨床實踐，如果要獲得成效，魔鬼就藏在應用的細節中。網路上充斥各種彼此矛盾的TRE說法。這就是為什麼我要出這本書的原因。我會將最新的科學知識與我個人實際運用到現實生活的經驗結合起來，在此分享給各位，讓你從中找出適合自己的模式來達到追求健康的目標。我出這本書，就是要讓你找到屬於你自己的十小時「最佳的進食時段」。

14/10斷食如何減重？

14/10斷食減重計畫背後的機制是什麼？以下是解釋為何在十個小時內進食可以減重的最新理論：

① 限制進食時間＝減少卡路里

在老鼠研究中，老鼠攝取的卡路里並沒有減少，只有改變餵食時間，在限定時間內進食的老鼠減輕了體重。在人體研究中，雖然參與者被指示要照常進食，但他們通常會減少總卡路里的攝取量（大約少百分之二十）。這是因為晚上八點以後不可進食，晚上躺在沙發喝酒或吃零食的量就會減少。

② 讓人不再感到飢餓難耐

經歷限制十小時內進食，會讓我們感受到已經吃飽的體內荷爾蒙／激素[3]增加，向我們發出飢餓信號的荷爾蒙[4]則會減少。

如果整天不停進食，好比一天有十五個小時（而不是十個小時）在吃東西，這些荷爾蒙就會失調，讓人總是感覺飢餓，很少有飽腹感。

3　包括腸激素 PYY（peptide YY）、類升糖素胜肽-1（glucagon-like peptide-1，簡稱 GLP-1）和胃抑肽（gastric inhibitory polypeptide，簡稱 GIP）。

4　例如飢餓肽（ghrelin）。

讓身體斷食十四個小時，便可讓飢餓荷爾蒙恢復平衡，不會一直感到飢餓，而且吃飽後，身體會收到清楚的訊息。

③ 更有效消耗進食熱量

整天四處走動，自然會比較容易消耗掉先前攝取的卡路里，而接近就寢時間吃的食物當然就比較不會被燃燒掉。因此若讓身體有完整十四個小時的斷食時間，就可以更好消耗十小時進食時所獲取的熱量。

④ 促進脂肪燃燒

斷食約十二個小時以後，身體已經耗盡肝臟儲存的糖分[5]，所以在我們開始進食以前，會先在早晨燃燒脂肪來獲取能量。整夜的斷食（十二個小時或更久）也會促進「代謝靈活性」（metabolic flexibility），誘導人體產生特殊的酵素（enzyme）和荷爾蒙，讓身體燃燒的機制運作得最順暢。

⑤ TRE會減少儲脂激素胰島素（fat-storage hormone insulin）

斷食十二小時以上，胰島素就會下降，身體也不易存儲脂肪。

不建議誰採用14/10斷食？

我不建議罹患過飲食失調（eating disorder）的人採用14/10斷食減重計畫。如果你已經罹患第一型或第二型胰島素依賴型糖尿病（insulin-dependent diabetes），除非受到專業醫生的密切監控，否則不可採用這種瘦身法。

14/10斷食減重計畫或許可以預防第二型糖尿病，而根據研究，它也可能逆轉初期症狀。如果你有血糖水平超標的早期跡象，在你嘗試以前請先諮詢醫生。

如果你有服用處方藥，請在執行這項瘦身法的期間定期聯繫開處方的醫生。如果未直接諮詢開處方的醫生，切勿自行更改藥物劑量或服藥頻率。

5 血液中的糖分下降，人體便會將肝醣分解成葡萄糖來維持血糖穩定。

14/10斷食研究摘要

- 在十個小時內進食，接著斷食十四個小時，可能對人類最好。在較短的時間內進食和斷食更長時間效果不一定更好。
- 科學界的共識是，晚上八點（某些人要更早）是開始斷食的最佳時刻（睡前二到三小時停止吃東西），此時身體已經做好準備，能更為妥善消化食物。
- 如果超重或健康指標偏離正常範圍，採用14/10斷食減重計畫會有更好的效果。
- 對於某些人來說，最好選擇在白天更早的時候去吃大餐（或稱「先前負荷」〔frontloading〕），但對於其他人而言，晚一點再多吃食物可能最有效。選擇適合自己的方式，這樣才更容易遵守進食規定。
- 即便兩週中有一天無法依照計劃斷食，仍然可以獲得成效。
- 只調整進食時間三個月，期間仍可照常吃平日喜愛的食物，就能達到瘦身效果。
- 拍攝或記錄所吃的食物，同時記錄進食時間，可以藉此保持進度。

◆要優先顧好睡眠，這點非常重要，如此才能獲得成效。事實上，執行14/10斷食減重計畫其實可以改善睡眠品質。

在斷食期間通常可以吃（喝）些什麼？

- 大量的水。
- 在某些研究中，可以喝純咖啡和茶（不加牛奶和糖）。
- 醫生開的處方藥。

何謂晝夜節律？

人體天生就要與地球光暗交替的自然循環同步。光穿過我們的瞳孔，告訴我們的身體去執行某些功能，同時釋放荷爾蒙和酵素去消化和吸收食物，讓我們在白天活躍起來。

到了晚上，身體會釋放荷爾蒙，幫助我們入睡並修復身體。因此，日落後進食會對消化系統造成很大的負擔，某些荷爾蒙此時甚至無法充分發揮功效。這就是為什麼深夜吃完東西後會消化不良。

某些荷爾蒙會在白天較早的時刻發揮最佳功效，因此較早進食便可更順暢地消化和燃燒食物，人也就比較不會過重或罹患糖尿病。晚上吃東西的人比較會有這兩種毛病。

在白天的十個小時內定時吃東西，便可向身體發送有力的訊息，告訴身體依序執行天生的晝夜節律功能來維繫健康。

不定時在白天和晚上進食會造成反效果，讓胰島素和飢餓肽無法發揮正常功能，人體便會一直感到飢餓而不停吃東西，從而讓體重增加，罹患糖尿病的風險也會增高。

因此，最好在白天較早的時候吃卡路里含量最高的餐點，而不要在深夜吃大餐。14/10斷食減重計畫可以促進晝夜節律的功能，讓體內所有的器官運作得最順暢。

以下是大腦和器官外圍時鐘控制的有趣區域，這些體內時鐘會同時受到光與暗的周期和進食時間的影響：

- 身體在白天會產生適量的胰島素。胰臟會分泌荷爾蒙，將被分解成糖分的食物運送到全身當作能量來運用，當身體不忙碌時，糖分就會被儲存成脂肪。
- 傍晚是人體運動能力最強的時刻。如果你是專業運動員，或者要參加競技運動，務必要知道這點。
- 睡覺時血壓最低，醒來後立刻會上升，白天時血壓最高。

何謂自噬？

在我們整夜斷食十二到十四個小時的期間，身體就會進入自噬狀態。這是一種身體自我清潔的方法，此時細胞會被修復，舊細胞會被掃地出門。我們的心臟、大腦、肝臟、腸道和皮膚都會受到修復並恢復活力。只要能夠適當地整夜斷食，便可常保青春，避免罹患心臟病、老人癡呆症、消化系統疾病和癌症，讓身體維持在最佳狀態，而我認為坊間的任何藥水、乳液或藥丸都不如這種瘦身法更有益健康。

健康的身體如何處理糖

我們身體健康時就會進食，食物在消化系統中被胃酸和酵素分解成小顆粒，這些顆粒會穿過腸子的篩狀屏障而進入血液。被稱為胰臟的小型葉狀器官會分泌一種叫做胰島素的荷爾蒙。如果我們的身體需要能量時，胰島素便會被打入血液，將糖轉換成能量供身體使用。如果我們處於休息狀態或不需要使用能量時，胰島素就會把糖轉化成脂肪來儲存。

因此若我們一天在十個小時內進食二到三次，吃完東西後，糖和胰島素的水平就會上升，然後下降。當我們停止進食和睡覺時，糖和胰島素的水平就會轉趨穩定。此時胰臟便可以休息並自我修復，身體的細胞也不會持續浸在胰島素中而有喘息的機會。

不健康的身體可能會如何處理糖

如果我們從醒來到上床睡覺之前一直少量多餐，一天進食次數高達十五次（這種情況在當今社會很常見），體內糖和胰島素的水平就會一直很高，胰臟就得不斷分泌胰島素，根本無法喘息。假使我們在深夜進食，胰臟就要在該休息的時候被迫繼續工作。它有時鐘基因（clock gene），因此被設計成要在白天全速運轉。如果我們長期少量多餐，而且深夜還在吃東西，某些人的身體便會出現兩種紊亂情況。一是胰臟不再大量分泌胰島素，二是完全停止生產胰島素（我要罷工了，我已經累垮了！！）。如此一來，血糖就會一直很高，進而破壞血管。這就是為什麼不治療第二型糖尿病非常危險，因為這樣可能會導致失明、截肢或引發心臟病。

或者還會出現另一種情況，就是人體細胞會產生所謂的「胰島素阻抗」（insulin resistant）。這就代表細胞不讓胰島素滲透細胞壁，導致糖和胰島素在血液中的含量居高不下，從而危害身體。胰島素阻抗在人尚未完全成為糖尿病患者（當胰腺不再分泌那麼多胰島素時）之前便會發生。如果斷食一晚以後，隔天的糖和胰島素仍維持高水平，這可能表示某人處於糖尿病前期（pre-diabetic）。胰島素阻抗的血液測量指標是HbalC。若想知道如何測量和監測這項指標，請參閱下面的解說。

代謝症候群簡易檢測

- 腹部脂肪：女性腰圍超過八〇公分，男性腰圍超過九〇公分。
- 高血壓：收縮壓高於一二〇毫米汞柱（mmHg），或者舒張壓高於八〇毫米汞柱（mmHg）。
- 高密度脂蛋白膽固醇（HDL-C）：理想值男性宜高於四〇 mg/dL，女性宜高於五〇 mg/dl。
- 三酸甘油脂：理想濃度低於一五〇 mg/dL。
- 空腹血糖：空腹八小時後的抽血，血糖值應小於一〇〇 mg/dL。

請注意，你會發現不同機構會出現略微不同的數字定義。我挑選的是較適中的診斷數據。如果你的檢驗資料符合三項以上的說明，就表示你就可能具有代謝問題，建議你咨詢專業醫師。

別忘了，根據威爾金森的研究，罹患代謝症候群的人只要每天在晚上八點以前的十個小時時段內進食，而且持續進行三個月，便可減重和降低血壓，同時改善心臟檢測指標的數據，甚至降低血糖和胰島素的水平。如果你有代謝症候群，不妨採用14／10斷食減重計畫。

你也可以從標準血液檢查報告上找到前面的數據。你下次進行血液檢查時，請要求醫生給你一份實際檢測結果的副本。許多診所只會在你有許多檢測值超出標準時（而且是只有超出他們特定的定義範圍），才會告訴你檢驗結果，而且每個國家或醫療機構定義的數值都會有所出入。

然而，拿到最新的檢查報告副本，而且看看你的檢測數值正朝哪個方向移動（即便還沒超出正常範圍）仍然是非常有用的。你看了以後，便會更加留意自己的健康，不但會了解自己是急切需要採納14／10斷食減重計畫，也會讓你的家人和朋友跟你一起守護你的健康。許多公司每年會替四十歲以上的員工提供健康檢查，這些指標也是體檢會檢查的。如果你有參加公司的健康檢查，務必用檢查結果來追蹤你的數值。

如何準確測量腰圍

請別人替你測量通常會較為準確：

1. 把衣服往上拉。
2. 將捲尺放在最低的肋骨和髖骨的中間位置，剛好就在肚臍的上方。
3. 用捲尺環繞你的身體，沿著最低的肋骨和髖骨的中間位置環繞一圈。確保捲尺的兩端都是挺直的。
4. 呼氣並用捲尺測量，不要包得太緊，也不要太鬆。
5. 重複測量，確保每次量的數值都一樣，這樣才是對的！

CHAPTER 2

重啟身體的開關——14/10斷食減重計畫的力量

斷食十四個小時後，體內「新陳代謝開關」的機制便會被重新啟動。只要稍微調整用餐時間，就能改善身體系統，減輕體重和延長壽命。同時減少體內脂肪，降低飢餓感，加快新陳代謝，讓你消耗更多白天攝取食物所產生的熱量。

「14/10斷食減重計畫」可能會有哪些效果?在十個小時內進食,然後斷食十四個小時,這樣做會產生哪種威力?我們這樣做的時候,就會開啟體內的多種機制,讓我們減輕體重和延長壽命。

大約斷食十二個小時以後,稱為「新陳代謝開關」(metabolic switch)的機制便會被啟動。

這就是為什麼一天二十四小時內,有十四個小時不攝取任何熱量是非常聰明的做法。在這十二到十四個小時之間,沒有吃任何食物,體內就會進行許多神奇的修復工作。

為了獲得最佳效果,在十個小時內進食以後,必須整夜斷食十四個小時,不吃任何東西、不喝酒、不攝取任何卡路里或人工甜味劑(artificial sweetener)。

你只要稍微調整用餐時間,便可做出重大改變,逐漸習慣在十個小時內進食,然後斷食十四個小時。對於許多人來說,就只要稍微晚一點吃早餐,還有稍微早一點吃晚飯,但這種方法會發揮魔力,改善你的身體系統。

潛在成效

體內脂肪

不必大幅度改變飲食，只要斷食十四個小時，便可減少體內脂肪，同時降低飢餓感。它可加快新陳代謝，讓你消耗更多白天攝取食物所產生的熱量[1]。

心臟

斷食可以降低（過高的）血壓，也能改善膽固醇和三酸甘油脂之類的其他心臟健康指標的數值。

大腦

1 又稱為熱效應 thermic effect，攝取食物以後，消化、吸收與代謝所耗的熱量。

老鼠試驗已經證實，斷食可以增加「大腦衍生神經滋養因數」（Brain Derived Neurotrophic Factor，簡稱BDNF），這種物質能讓大腦免受失智症（dementia）影響，使其更具延展性（稱為「可塑性」（plasticity））。大腦有更好的可塑性以後，運作得會更順暢，人的思路會更清晰，心情也會更好。

胰臟

人斷食的時候，細胞會被修復，胰島素的分泌就會恢復正常（不會過量，也不會太少）。這就表示細胞可以更好地處理胰島素，就能夠預防第二型糖尿病。胰臟每天要分泌二·五公升的酵素來分解食物，只要這顆器官健康，人就可以更有效地消化食物。

消化系統

消化道和胃的內壁會產生酵素（跟胰臟一樣，如上所述）。胃每天還會分泌胃酸來分解食物。我們只要看到或聞到食物，消化系統就會開始分泌這些酵素和酸液。

每人每天總計會分泌五到九公升的量。當我們在晚上不讓它處理大量交通流量（食物）時，消化道內壁就能自行修復。因此，白天進食，晚上斷食，可以緩解消化系統的病症。

腸道微生物群系

消化系統內有數兆的細菌，組成所謂的微生物群系（microbiome，如今已被分類為單獨的器官）。只要別不停進食和喝飲料，這些菌叢便可興盛繁衍並多樣化。有了健康的微生物群系，便可改善腸躁症候群的症狀，例如腹脹、排便異常和一直放屁，這些菌叢也能與大腦、免疫系統和心臟保持聯繫，讓人保持健康。

免疫系統

斷食會減少發炎細胞激素（inflammatory cytokines），表示體內炎症減少（好比慢性發炎疾病，包括氣喘、關節炎、濕疹和皮膚病等）。斷食可讓免疫系統正常運作，讓人不會生病，同時不會變得紊亂而胡亂攻擊人自身的細胞（稱為自體免疫〔auto-immunity〕）。

肝臟

在斷食期間，肝臟會重建本身的細胞，替吃進人體的所有毒素解毒，無論毒素來自於攜入的煙霧或食物中的農藥。肝臟可稱為一間迷你洗衣店，只要進入人體的毒素被解毒後順利藉由糞便排到體外，便能有助於健康，讓皮膚更光滑且降低罹患癌症的風險。

睡眠

某些研究指出，在十個小時內進食，晚上八點後開始斷食，這樣做會有不少出乎意料的好處，其中一項就是能改善睡眠。原因之一可能是晚上喝酒的機會減少，而喝酒會讓人淺眠，起床後也比較難以恢復體力。

運動

人們在傍晚吃完飯以後，身體會分解我們攝取的卡路里，以便產生能量讓我們睡覺、消化和提供我們腦力（讓我們做夢！），同時修復我們。

身體要消耗大量能量，才能讓人存活、呼吸和睡眠。當晚餐被完全消化和分解成糖分來提供我們入睡後前幾個小時所需的能量，身體便得尋找其他的糖分來持續運轉，此時就會向肝臟發出信號，要它釋放儲存的肝醣（glycogen）。我喜歡將這種情況想像成有人破解保險箱的密碼，打開後讓大家分享戰利品。當肝醣被耗盡，身體就必須從別處尋找燃料。

這時通常已經是斷食大約十二個小時。身體會開始動脂肪的念頭，把它分解並燃燒以產生能量，讓人存活和呼吸。如果你這時又碰巧在四處走動，身體就會燃燒更多的脂肪。因此，執行１４／１０斷食減重計畫時，在恢復進食前的第十二到第十四個斷食小時之間的每分鐘都非常重要。

如果你很健康，也想燃燒更多的脂肪，不妨在這特別的兩小時之間運動。早上空腹運動聽起來可能很不尋常，但某些人會因此而減肥有效。研究指出，在斷食的狀態下運動可以促進肌肉生長和增強肌肉耐力（如果你有疾病在身，請先諮詢醫生）。

某些人在這種時段運動以前，習慣事先吃香蕉或能快速吸收糖分的食物，他們可能會感到有些精力不濟，這是因為此時運動是在消耗酮（ketone，燃燒脂肪時肝臟產生的化學物質）。

你不必強迫自己去健身房操練就能獲得好處。只要在十四個小時的斷食期間做任何運動，都能幫助身體燃燒脂肪。因此，如果你通常會在家裡吃早餐，何不改成上班以後再吃？這樣又可以多斷食一個小時，而且當你上車／上火車／爬樓梯到辦公室時，你又可以增加脂肪燃燒而額外獲得好處。

如果你在家工作，何不在坐在電腦工作以前繞著街區走一圈來燃燒更多的脂肪？你可以在家做一些非常簡單的運動，好比做開合跳、伸展四肢或做伏地挺身。你也不妨參照網路的短期免費課程，試著做十分鐘的瑜伽或高強度間歇訓練（high intensity interval training，簡稱HIIT）。如果你有跳繩，可以跳五分鐘，只要做些迅速簡單的運動，便能妥善利用這段斷食的寶貴時間來消耗脂肪。

哪種時段的TRE比較好？

白天較早進食跟白天較晚進食相比，白天較早進食能更有效地預防第二型糖尿病和心臟病。

這是薩頓（Sutton）等人在二〇一八年於《細胞代謝》期刊上發表的一篇研究報告所得出的結論。實驗對象是處於糖尿病前期的人，一群人每天在早上九點和下午三點之間吃三餐，另一群人則在十二個小時內（好比上午八點到晚上八點）吃三餐，而研究人員比較了這兩組人的結果。下午三點前吃完三餐的實驗對象提升了胰島素敏感度（insulin sensitivity）[2]。這是因為這項飲食習慣與人體的晝夜節律相吻合（胰島素受到一天中陽光自然週期的影響，白天才能妥為處理食物）。

這項研究的要點在於，如果處於糖尿病前期，要將早餐或午餐當作一天的主餐，因為胰島素在白天能更好地處理食物。該項研究還發現，較早進食的那組人的血壓有所改善，這就表示如果你有高血壓，不妨白天早點吃主餐，這樣有助於讓血壓回穩，若晚點吃主餐可能會讓血壓不穩定。

2 人體對胰島素敏感度(insulin sensitivity)下降的現象，稱為胰島素阻抗(insulin resistance)，與活動量減少、老化、基因和環境等因素有關，是許多代謝疾病的共同特徵，包括肥胖與第二型糖尿病。

CHAPTER 3

文明如何改變我們的飲食行為

我們受到商人操控，無時無刻不被美食與零食誘惑，一不小心就會掉入陷阱。如今，患有肥胖症和糖尿病的比率相較於過去社會急速攀升。若整天不停吃東西，讓身體疲於奔命無法獲得休息，便容易增加罹患各種疾病風險……

在一九七〇年代，當時的我還只是個孩子，那個年代大多數人的吃飯時間普遍很固定。我經常和顧客談論過去和現今社會在飲食上的差異，不少人都認為是今日的社會起了變化，才導致肥胖的人越來越多。

我不知道別人的家庭是如何運行，但請各位跟我一起回顧我小時候的一天日常——當時我家每天的作息基本上都一樣，早餐一般會於早上八點在家中用餐，午餐則於中午十二點半在學校食用，晚上六點左右則會在家享用晚餐。到了晚上六點半，我們全家已經用餐完畢，孩子們會負責清理桌子，我的父母則會負責洗碗。

我記得小時候家中廚房的門使用的是直立式毛玻璃，當門掩上後，會讓人看不清楚廚房內部，同時也會遮蔽從外面射進來的光線。因此當我媽走出廚房，關上廚房的門以後，就代表我們家開始了夜晚的生活，一天的用餐時間已正式結束。我們會從晚上六點半斷食到隔天早上八點，長達十三個半小時，身體自然有時間自我恢復。

七〇年代的傳統作息就是如此。全家人一起吃飯，兩餐之間不准吃東西，以免「破壞食慾」。即使當時的我每到下午五點左右就會很餓（因為我不喜歡學校提供的營養午餐，因此往往不會吃很多），但就算我纏著我媽討吃的，也得等到晚上六點才能吃飯。當然也有例外的時候，但整體而言我們的日常生活幾乎一模一樣；不可以吃零食，也少有機會可以吃到零嘴。

同樣地，在一九六〇年代末期到一九七〇年代中期的英國，大多數人的用餐時間也非常規律。民眾通常會一次性先想好要買什麼食材，並在自家中料理、用餐。大部分的民眾根本不會想在每週一到週五的上午九點到下午五點，或是週六的上午九點到下午二點特別外出購買食物；更遑論這其中有許多店家因為週六上午有營業，因此每週四下午會固定關門休息。

反觀今日，我們有二十四小時營業的超市，只要按個手機或滑鼠，便可叫人把你想吃的食物送到家門口，全天候營業且全年無休。無論我們走到哪裡，也都會有人巧妙地向我們推銷食物，好比電視節目會擺放商品，加油站的收銀台也會看到包裝食品。我們受人操控，不停吃著零食，卻絲毫不知已掉入圈套。

如今，患有肥胖症和糖尿病的比率相較於過去社會不停急速攀升，英國有百分之六十三的人有超重或肥胖問題，美國則是高達百分之七十一。

小心！越吃越容易餓

許多營養學家（包括我在內）和醫務人員在接受培訓時都知道血糖穩定的重要性。我們被告知人應該少量多餐來藉此預防第二型糖尿病和肥胖症，然而TRE研究已經駁斥了這種觀念。

我們逐漸發現，整天不停吃東西，不讓身體休息，這樣反而會使身體生病，無法預防疾病。少量多餐就表示身體整天都得分泌大量的胰島素。胰島素是一種儲脂荷爾蒙，而胰臟若是整天斷斷續續地製造胰島素，一定會感到疲倦，進而導致容易罹患第二型糖尿病。

最近一項針對四萬九千位停經後女性的研究發現，每天進食四次（而非一到三次）的婦女，罹患第二型糖尿病的風險會高出百分之三十六。作者群推測，保持血糖和胰島素穩定（以避免高低波動）的觀念，反而可能會增加胰臟額外的壓力，提升（而非降低）罹患糖尿病的風險。不妨想像一下，在沙克生物研究中心的實驗對象中，那些每天進食十五次的人得分泌多少胰島素！

血糖平衡理論流行後，許多人便開始擔心，如果沒有吃東西，血糖就會下降，讓人精神不濟、四肢發抖、產生腦霧（brain fog）[1]以及情緒不佳。

人只要胰島素分泌混亂，確實會有這些症狀，不信你可以去問曾經血糖偏低的人。我就是其中之一，我有時甚至在吃了大餐後，還是會發生這種情況，顯然我的身體在當時已經無法妥善處理胰島素和血糖了。

過去我經常少量多餐，手提包裡總會裝著各式各樣的堅果與小點心，免得我的血糖突然下降。說實在的，這其實很不方便，因為當我去聽演講時，我總得小心翼翼地打開堅果包裝，盡量不讓包裝發出聲音，嚼食堅果時也不能太大聲以免失禮。

反觀現在當顧客向我展示他們的食物日誌時，我經常發現他們一天會進食六次。起床後半小時內吃早餐，吃完早餐後還會吃些點心；接著是午餐，下午再吃點零食；再來是晚餐，最後於睡前再吃點零嘴。

他們許多人就跟我以前一樣，擔心血糖暴跌，因此從起床後到就寢期間不停地吃東西，進食時間不只超過十小時，甚至是橫跨十六小時。我死去的老媽要是看到我過去是這種情況，可能九泉之下也不得安寧。

1　指腦袋處於五里霧中，腦筋混沌無法思考，與人溝通時反應遲鈍。

當我第一次讀到TRE和每晚斷食十四小時（而不是我習慣的八小時）的科學文獻時，我感到非常恐懼，我發現自己很難接受這種觀點。然而，我既然學了營養學，就該對新研究抱持開放態度，這是我份內的工作。

那時的我認為，如果我睡前不吃些燕麥餅，隔天早上起床之後，鐵定會餓得發抖，眼冒金星，說不定還會昏倒。我渾然不知每天多次進食，反而會混淆我的荷爾蒙，讓胰臟飽受壓力。我一天這麼多小時都在吃東西，所以全身可能到處都有飢餓荷爾蒙（好比會告訴人們「你餓了」的飢餓肽）。

我開始嘗試隔夜禁食，以及在十個小時內進食完畢。第一週的睡前我還是會感到有點餓。但奇妙的是，儘管我是餓著肚子上床睡覺，但在我醒來以後，卻不會覺得飢腸轆轆。

這對我來說真的很古怪，因為在我嘗試執行隔夜斷食以前，我每每在起床時就已經餓得要命。

接著在我執行睡前不吃零食計畫一個星期後，我的飢餓荷爾蒙似乎被重置了。睡前就算不吃東西，也不會再感到飢餓，起床後也不會立刻覺得自己正在餓肚子，而是等身體開始慢慢分泌飢餓荷爾蒙，我才會想吃東西。

我現在經常在十個小時內進食完畢，並且整夜斷食十四個小時，也因此我再也不必隨身攜帶零食，也不會再被血糖急速下降所苦。

這是革命性的突破。

不，應該算是「進化」。

就像我先前說的，人類是從狩獵——採集者進化而來。早期人類必須仰賴狩獵或覓食，因此在餐與餐之間，往往會間隔很長一段時間；而且在沒食物吃的期間，還得四處走動！

人是非常簡單的動物，看到獵物，抓起來吃掉；看到食物，收集起來吃掉。我們的消化系統像機器一樣，會根據有無食物而啟動運轉。人體每天分泌多達九公升的胃酸和酵素去分解食物。

人類光看到食物，消化系統便會自行充斥這些汁液。甚至只要與食物有關的聲音也會讓我們食慾大開。各位知道帕夫洛夫（Pavlov）的狗[2]嗎？在這方面，我們其實跟狗沒兩樣。

2 俄羅斯生理學家帕夫洛夫提出「精神因素所導致的消化腺分泌」（psychic secretion）理論，研究發現只要每次餵食狗以前，固定發出某種聲音（比如鈴聲），經過一段時間以後，狗只要聽到鈴聲，就會分泌消化液。

「一日三餐」是現代化產物

還有一項因素也改變了我們進食的自然時間，亦即我們在日落後能運用人造光線，畢竟人類是到了相當近代才能在天黑後準備食物。在人造光線被發明以前的數千年來，人類都只能在白天進食，太陽下山後，就開始整夜斷食。

晚上吃大餐其實是一種新興的飲食習慣，始於十九世紀的英國，當時夜間照明的代價十分高昂，只有達官顯貴能負擔得起宅邸的夜間照明費用，並在充足照明下悠閒地料理並享用它。於是在晚上食用晚餐，成了富有與品味的代表，而這股風潮也逐漸從英國貴族蔓延開來。

如同前面所述，人體的消化系統天生就是在白天運作得最順暢。因此，限制進食時間當然可以減重。

這樣不但能削弱食物產品遊擊行銷（guerrilla marketing）[3]對我們的影響，也能讓我們重返直截了當的進餐時間，符合人體昔日的運作方式。

後疫情時代的生活

新冠病毒爆發以後，各地紛紛封城，此舉將會如何影響民眾健康，這點尚待充分探討。然而「14/10斷食減重計畫」的一大優點是既不花錢，又容易執行，可以針對各種飲食習慣來調整。

如果你覺得疫情肆虐下不便四處走動，一直以來的日常習慣也改變了，此時採納14/10斷食減重計畫，在十小時內進食，並斷食十四小時，也許可以讓你在生活上稍微有點規律。

3 透過非傳統的行銷方法，以低成本達到行銷效果，猶如在打游擊戰一樣。

CHAPTER 4

準備開始 14/10斷食減重計畫

若想利用「14/10斷食減重計畫」來獲得最大的成效，通常必須不斷微調時段。要準確評估每個人的情況，就得找出他們預設的起始模式。我會建議各位記錄一到二週的飲食日記，再參考我的準備清單從而為自己量身打造屬於自己的14/10斷食減重計畫！

大多數的人都會希望在行動前做足準備。如果你已經報名參加馬拉松比賽，你會在沒有事前訓練，也沒有評估過路線和地形，當天一覺醒來，就立刻穿上運動鞋，去跑四十多公里嗎？

這樣跑起來身心都很痛苦，也難以抵達終點。不僅如此，這樣的經驗也會讓我們灰心喪氣，甚至再也不想參加任何的馬拉松。可能還會哀嘆：「我根本不適合跑步！」然而，只要稍微規劃，事前熱身並練習，說不定我們還會愛上跑步，甚至改變生活。

相同的，改變飲食習慣也需要做一些準備。首先，我們需要大致了解可能會出現哪些情況。充分準備並事前練習，然後才開始採納新的飲食習慣。

我與新顧客一起進行飲食控制時，通常會評估他們預設的起始位置，才能明確知道當我們固定進食時段時，到底會遇到哪些困難，也才會明確知道該做哪些微調。

如果想利用「14/10斷食減重計畫」來獲得最大的成效，通常必須不斷微調時段。要準確評估每個人的情況，以便找出最適合自己的模式。

飲食日記

首先我會建議各位記錄一到二週的飲食日記，然後再進行三個月的「14/10斷食減重計畫」（請參閱第十章）。

我知道三個月為期不短，但根據科學研究，要調整十二週的飲食習慣才能看到最佳的效果。因此，在進行瘦身法以前，我通常會要求顧客至少記錄一週內的所有進食情況，以便從中找出他們的飲食習慣。

有些人會用紙筆，把他們進食時間寫在一張老式的紙上，然後用磁鐵將紙固定在冰箱上。有些人則喜歡用手機上的筆記軟體來記錄自己通常何時吃東西。無論如何去記錄一週內的飲食時間，目的是評估如何將飲食時間縮減到十個小時，且最遲在晚上八點之前結束進食。

每天準確在十個小時內進食完畢是獲得成效的關鍵。因此，坦白記錄用餐時間以及如何讓自己確實在十個小時內吃完東西是非常重要的。然而，不要改變你的行為：**盡量誠實記錄你目前進食時間通常為幾個小時**。

首先可以運用下面這張有用的範本，別忘了開始時間是指你吃東西或喝飲料攝

日期	開始時間+結束時間	總計進食時間	可能的修正+觀察
星期一			
星期二			
星期三			
星期四			
星期五			
星期六			
星期日			

取第一份卡路里的時刻，記錄的結束時間是你吃下／喝下最後一口熱量的時候（當你吃完或喝完任何含有卡路里的食物或飲料）。

一週結束以後，請查看你的紀錄並思考一下你觀察到的內容。例如，你是否需要早上八點上班時喝杯拿鐵，晚上九點又躺在沙發上喝杯酒？你可以捨去哪些習慣，以便能在十個小時內進食完畢？你是否可以將這些飲料換成氣泡水或不加牛奶的茶？假設你本週有兩個社交活動，要出外喝酒／吃晚餐。可以把這兩項活動改成週末吃午餐嗎？或者，當你可能要晚點吃東西時，可以調整當天早上開始進食的時間嗎？

現在你可能知道會遭遇哪些困難了，請想想該如何去解決問題。

預先準備清單

想想該採取哪些步驟讓你可以順利執行「14/10斷食減重計畫」。下面是我的清單，提供各位參考，後面還有一張你可以自行填寫內容的範本。

- 我的廚房櫃子裡有好喝的綠茶或我最喜歡的白茶[1]，所以我起床後會喝一杯熱茶，讓我在沖澡、遛狗、收拾東西和騎腳踏車上班時精力充沛，同時也讓我延長斷食時間，撐到可以進食的時候。
- 讓跟我住在一起的人知道我的飲食習慣，並且尋求他們的支持。大家集思廣益，找出適合彼此的用餐時間，同時規劃大家可以一起吃飯和各自用餐的時間。
- 不要經常在櫥櫃裡擺上黑巧克力和洋芋片之類的零食，這樣才更容易落實整夜斷

1 在所有茶種中，白茶有含量最高的抗氧化物和最低的含氟量，足以預防癌症和高膽固醇，同時抗菌並抗衰老。

食。這些零嘴就像鈴聲吸引著帕夫洛夫的狗一樣引誘著我。讓這些零嘴從眼前消失，免得十個小時進食時段結束以後，它們還在吸引著我。我會在週末買零食，並在用餐的時候跟家人一起吃。（我還是會吃甜食和零食，不過會在限定的十個小時內吃完！）

◆用餐時適度填飽肚子。在週末時，如果主餐是午餐，我就會弄得很豐盛。在週間的晚上，我會在當天進食時間結束以前吃得很飽。

◆如果我要上班到很晚，我會在晚上六點休息一下去吃當天的最後一餐。

◆我週末會在白天與朋友和家人相聚來往，夏天會去野餐和吃烤肉，冬天會在家裡跟大夥一起吃午餐。

◆做好規劃，在合理的時間上床睡覺、四處閒晃、避免在睡前看電視或使用電腦和手機，以及觀看會刺激頭腦的東西（例如逛社交媒體），讓自己更容易入睡。

現在輪到你了……你會採取哪些行動來來順利執行「14／10斷食減重計畫」？

我的十大做法

1.

2.

3.

4.

5.

6.

7.

8.

9.

10.

另一個需要注意的是因無聊而進食（boredom-eating）或因壓力而進食（stress-eating）。我們有時很晚吃東西，是因為我們想吃一些東西來打發時間和／或安撫心情。找出自己何時會有這種情況，改去從事其他行為或做點運動，讓自己高興一下並放鬆心情，免得只靠吃東西舒壓。我吃完晚餐以後會做下列的事情來放鬆身心，效果非常良好……

- ◆用芳香療法（aromatherapy）的精油或浴鹽（Epsom bath salt）來泡澡，可以治療關節疼痛，也可加入鎂鹽（順便幫助睡眠）。
- ◆晚上讀一份週末出版的報紙，看看前一週的時事。我可以慢慢讀週末的增刊，連續讀上好幾天！
- ◆在家附近散散步。
- ◆坐在舒適的地方或散步時戴著耳機打電話給朋友閒聊近況。
- ◆跟家人閒聊，彼此分享生活上遇到的事情。
- ◆參加線上瑜珈或打坐練習。現在有各式各樣的課程可選擇；只要做十到十五分鐘便可以放鬆心情。我特別喜歡做睡眠瑜珈，躺在漂亮的毯子上，並旁邊點上一根蠟燭。

◆ 躺在床上翻閱圖解烹飪書。

現在輪到你了……

我的前六大不進食便可放鬆心情的方法

1.

2.

3.

4.

5.

6.

你現在已經知道自己目前進食的時間有多長，也思考了如何下修整體的用餐時間，同時知道該去尋求哪些奧援，並且決定萬一有需要的時候，可以採取哪些不吃東西的做法來舒壓。後續我們應該討論「14／10斷食減重計畫」的細節，請參照下一章的完整說明。

CHAPTER 5

14/10斷食減重計畫由你掌控

這是完全個人化的三個月瘦身計畫，由你來掌控一切。但你從一開始就得誠實面對自己，才能遵循新的飲食習慣，做出的調整才能持久。嘗試哪種方式對你自己有用、能讓你感到飽足，以及確實適合自己。自行規劃飲食習慣，才更容易堅持下去。

14/10斷食減重計畫的指導原則就是——凡事你說了算。

這是完全個人化的三個月瘦身計畫，由你來掌控一切。我會告訴各位飲食原則以及如何讓你在忙碌的生活中運用這些原則來獲得最佳效果。如果從邏輯去考量飲食和人類，想找出符合所有人需求的飲食無疑是荒謬的。這就是為何你只能靠自己去摸索出最適合的進食時間。畢竟，只有你才知道自己的日常生活複雜的細節，而且也最清楚自己的身體。**你從一開始就得誠實面對自己，才能遵循新的飲食習慣，做出的調整才能持久。**

我曾與許多人合作，學到了另一項教訓，就是人只要「被告知」該做什麼，就不會喜歡那件事或認為它很有用，更不用說要長期維繫新的習慣。這就是親子（parent-child）模式，亦即湯匙餵養（spoon-feeding）方式。「14/10斷食減重計畫」是根據成年人對成年人的指導方式，比較像是在你耳邊輕聲提醒，讓你找到正確的方法，同時自行加快速度。

我發現最有效的方法是介紹科學和原理，解釋潛在的好處，並且與各位一起檢視你的生活和可獲得的資源，以便設計出最適合的飲食之道。舉例來說，如果你在晚上六點時會搭擁擠的電車回家，我要你在那時吃晚餐就毫無意義，但你可以思考如何稍微調整自己的飲食習慣，以便從這項瘦身法來獲得好處。例如，你可以權衡一下利弊（做些不同於常規的事，起初可能會有點不適應），稍微早點吃一日的主餐，然後評估潛在的好處，看看是否值得這樣做。

先前約略說過「14/10斷食減重計畫」的所有好處。我希望能說服你專心在接下來的幾週內稍微做些改變，制訂新的飲食習慣後加以執行，這樣是很值得的，因為假以時日，你就能改善生活品質。好了，廢話不多說……

這為期三個月的瘦身法的核心原則是：

- 白天在十個小時內進食。
- 晚上斷食十四個小時。
- 建議最晚在晚上八點以前吃完最後一口食物（但有些人認為，晚上六點或七點前進食完畢會更有效）。

只要稍作改變，就能輕鬆達標

吃優質的食物當然有益健康，但本書不討論該吃什麼，重點放在「何時」吃東西。TRE的研究是依據人們調整進食時間而不改變正常飲食來讓身體更健康。話雖如此，即便你著眼於何時用餐，依舊可以同時改善飲食質量。然而，這只是錦上添花。假使你無法一心二用，那就專注於進食時間。

這種瘦身法有另一個好處，就是許多人練習大約一個星期以後，晚上的食慾會下降，也就是能夠少喝酒和少吃零食。以下列出一些案例在執行「14/10斷食減重計畫」的進食方式：

案例一

早上八點：在家喝卡布奇諾。
上午十點：上班時吃燕麥棒。
下午一點：在餐廳吃炸魚薯條，然後用自動販賣機買一條巧克力棒來吃。

下午四點：吃一包洋芋片和一塊同事的生日蛋糕。

晚上八點半：吃鮭魚、蘆筍和新鮮馬鈴薯，然後吃兩塊黑巧克力。

晚上九點：用餐完畢。

案例一的進食時間為**十三個小時：從早上八點到晚上九點**。然而，如果把卡布奇諾改為生薑草本茶，便可改在上午十點鐘上班時才開始進食。也可以不要吃太甜的燕麥棒，改吃亞麻籽和漿果奶昔，會更有飽足感，或是直接帶一瓶奶昔到公司。此外，如果將巧克力棒改成一顆蘋果，就可攝取更多的纖維，而且吃得更飽。

他可以吃與上述晚餐質量類似的食物當晚餐，只需要稍微提前用餐時刻，就能在八點前用餐完畢，而不是晚上九點。新的進食時段我會建議調整為**早上十點到晚上八點，就能符合「14/10斷食減重計畫」的規定**。

早上改喝不含牛奶的熱飲，就能輕鬆延後兩個小時吃早餐，再將晚餐的結束時間提前一個小時，便可將進食時間縮短成十個小時。而且若改吃更有飽足感的優質食物，例如亞麻籽和水果，也能有更好的效果。

再讓我們看另一個例子，只要稍做調整，也能在十個小時內進食完畢：

案例二

早上六點半：吃脆麥片條和牛奶。

下午一點：吃壽司配酪梨和鮭魚，然後再吃一根巧克力棒。

晚上十點：吃新鮮的青醬義大利麵，再吃一些巧克力和喝三杯葡萄酒。

案例二的進餐時間**長達十五點五個小時，幾乎橫跨一天清醒的時間**。我會建議案例二盡可能不要在家裡吃早餐，大約在早上八點抵達公司以後，喝一小瓶克菲爾（kefir）[1]和吃一根香蕉，並搭配少量的混合堅果。午餐仍可照舊在下午一點吃，接著於下午五點半左右在公司吃點輕食當晚餐，通常可吃包含各種蔬菜的沙拉，配一點富含蛋白質且能讓人有飽足感的食物，這樣晚上就不會感到肚子餓。

新的進食時段，我會建議調整為**早上八點到下午六點，符合「14/10斷食減重計畫」的規定**。到了週末，他可以在早上十點大吃一頓，然後在下午三點吃烤肉配大量蔬菜和烤馬鈴薯當晚餐。如果稍後肚子餓的話，只要仍在進食時段，便可再喝一碗味噌湯。換句話說，到了週末，他可以將進食時段往後調成早上十點到晚上八點，依舊符合「14/10斷食減重計畫」的規定。

14/10斷食減重計畫的十大準則

①在十小時內吃完兩到三頓正餐，別整天咀嚼不停！

要吃適當的餐點，別整天斷斷續續吃東西和喝卡路里很高的飲料。根據研究，整天持續進食容易變胖也容易生病（除非你是基於醫療原因而要常常少量多餐）。

如果你不習慣吃早餐，一天只吃兩餐，那麼在兩餐中間可以吃點事前想好的零食。如果你精力不足而感到疲勞，別只吃一丁點堅果，不妨吃些新鮮水果。將它們放在盤子上，坐下來好好享用，細心咀嚼，專注於當下，如此就能感覺到自己已經吃飽了。當然，你也可以每天只吃兩餐，且不額外補充零食。

1 кефир，原意是「味道清爽」，是高加索山區的一種低醇發酵乳，又譯克弗酒。

如果習慣吃早餐，一天三餐可能更適合你，但這都由你自行決定。這種瘦身法的**關鍵是自我嘗試。嘗試哪種方式對你自己有用、能讓你感到飽足，以及確實適合自己。自行規劃飲食習慣，才更容易堅持下去。**

如果你一承受壓力便會吃個不停，一旦出現這種情況時，請你特別留意。當你想吃零嘴時，當下會有什麼感覺？我們還是嬰兒時，會透過吸奶嘴或吸吮拇指讓自己平靜下來。當我們長大以後，有時也會藉由吃零食，讓嘴巴咀嚼東西以保持鎮定。口腔內充滿各種知覺，所以你可能會發現，有時候你只需喝一杯水或溫暖的茶以後，就會感到通體舒暢，心情平靜，又或者你可以閉上雙眼，深呼吸三分鐘，來舒緩你的感覺。

一直斷食到午餐的人（這些人醒來時不餓，不習慣吃早餐）有時會覺得自己有口臭，有些人會把那種臭味描述成指甲油去光水的味道。這就表示身體正在產生酮體（ketone），當時你的身體一定是在燃燒脂肪。若想去除口臭，可以嚼小豆蔻莢（cardamom pod）[2]，然後把它吐出來（別把豆莢吞下肚！）。

② 在晚上六點到八點之間，開始停止進食

一旦確認進食時間模式（例如一天吃兩頓或三頓飯），請查看你的十小時進食時段，並且決定何時開始用餐以及何時結束進食。

有些人在晚上六點前進食完畢，體重會減更多，但有些人則要晚上八點前結束進食才比較能看出效果。你要去嘗試，看看哪種方法更適合你。我們從研究可知，進食時間越晚，越會破壞新陳代謝而有害健康。因此，早點吃晚飯可能有益於健康。

當你在吃下最後一口食物或喝下最後一口含卡路里的液體時，當天的進食時間就結束了。有時別人會告訴我，他們「確實」在上午十點到晚上八點的十個小時內吃東西，可是我們詳細探究時，卻發現他們沒有。這是因為他們在晚上八點開始吃晚餐，九點才結束進食。**要瘦身成功，就要去計算你何時吃完最後一餐（或零食！），而不是去檢視你何時開始進食。**

如果你在斷食期間攝取任何卡路里（無論熱量有多少），就不是在斷食。當你躺在沙發上看著電視，即便喝一口伴侶的酒、吃一勺冰淇淋或者吃幾口爆米花，仍然

2　小荳蔻而被譽為「香料之后」，會散發辛香與柑橘香氣。

算是破戒！最好在晚上六點到八點之間不再吃東西，並且在睡前二到三小時開始斷食。最好請跟你住在一起的人，別在你開始斷食以後煮好吃的食物和吃零食，或者當你躺在沙發上時，拿美味的食物在你眼前引誘你。

③斷食期間補充水分，不要隨便打斷斷食

當你攝取一天中的第一份卡路里時，「14/10斷食減重計畫」便開始了。因此，如果你在茶中加入牛奶，就算開始進食了。如果你只喝（不加糖的）紅茶，則仍然算是持續夜晚的斷食。

可以喝的飲料：紅茶、綠茶、白茶、純咖啡（只要你不會拉肚子或感覺刺激性太強），某些草本茶、水、氣泡水，以及與冷草本茶混合或加入薄荷之類新鮮香草的氣泡水。這些飲料的卡路里都是零，喝了以後不會中斷斷食。然而……我不建議你喝含有人工甜味劑的零卡路里飲料，因為它們可能會讓你感到更加飢餓。

不能喝的飲料：任何加入糖、牛奶或人工甜味劑的茶或咖啡。包含各類人工甜味劑或有糖分的氣泡飲料。

④起床後四處走動或運動，然後再用餐

如果減肥是你的主要目標，你只要在開始進食以前的斷食狀態下運動或四處走動，便可獲得很多好處。這種觀念顯然與傳統想法背道而馳，以前人們認為，運動前要吃一些能快速釋放糖分的食物，好比香蕉；運動完以後要立即吃一條蛋白質棒／能量棒（protein bar）以補充蛋白質（生命的構成要素）來協助修復肌肉。

但我還是要提醒，這種新的觀念並不適用於耐力運動員，他們不可在空腹下運動，因為這樣會讓他們的競技成績下滑。然而，我們只是想要甩掉幾公斤肥肉的普通人，所以這樣做很有用。每個人的情況不同，如果你有任何的疑慮，或身體有什麼狀況，都請先諮詢專業醫生。

當你早上醒來，請你必須堅持下去，直到你達到斷食十四個小時的標準。假設你在前一天晚上八點吃完晚餐，你就必須斷食到隔天早上十點，身體才會去燃燒一些脂肪。或者，如果你在晚上六點半便吃完晚餐，而你打算隔天早上八點半開始吃東西，那麼在你進食前很可能是運動（或者不要搭電梯，改走樓梯）的最佳時間，這樣才能燃燒脂肪來減重。

各位還記得嗎？就像我們之前說的，你前晚吃的食物和肝臟中儲存的糖分很可能都燃燒完了，你的身體現在會去燃燒儲存的脂肪，讓你早晨有足夠的精力。你可以照常活動、通勤上班或從事家務，直到你吃早餐時結束斷食。你也可以做一些運動來燃燒更多的脂肪。

研究指出，**在斷食狀態下運動可以促進脂肪燃燒，讓人減少更多體重。**因此，儘管空腹去從事正式運動（例如參加線上的高強度間歇訓練課程、騎自行車或跑步）或者走樓梯到你的辦公桌，乍看之下似乎是不合理的觀念，但只要你稍微調整習慣（例如，運動前不吃香蕉或運動後不吃蛋白質棒），便可大幅減重。

我們狩獵——採集者的祖先，可能每天早上都得先花幾個小時四處奔跑去覓食，因此我們也可以照這樣調適，而不會損害健康。其中也有許多人發現，改變習慣後，他們的身形反而變得更棒了。大膽去嘗試吧！儘管每個人的情況都不盡相同，開始嘗試的前幾天也許會有點不舒服，但是只要習慣了以後，就不會再關注自己還沒有進食，還會因此獲得之前不敢想像的肌肉。

假使你著眼於改善身材（想更為苗條），你可能會想，如果不吃那根蛋白質棒，是否會減少肌肉或抑制肌肉增長。然而，只要你在十小時的進食時間內攝取了蛋白質，你就會長肌肉，不必非得在運動前後攝取蛋白質才能促進生成。

根據二〇二〇年的一項統合分析（meta-analysis，從多方研究匯集了大量數據，足以提供最多的證據），只要攝取蛋白質就會長肌肉，且無論在一天之中何時吃都無關緊要。重要的是——**飲食要有富含蛋白質的食物**，這樣才能長肌肉，並**將攝取蛋白質的量分散於一整天的飲食中**。

這項研究得出的結論是，運動前後立即攝取蛋白質對構建肌肉和促進肌耐力根本沒有影響。因此，你平時在健身房運動完或者練完舉重以後，不必急著喝蛋白質奶昔（如果這是你喜歡的東西）、吃雞胸肉或吞三顆水煮蛋。如果你要吃這些食物讓肌肉更加結實，平常用餐時就盡量去吃，或者稍待一會，等你可以開始進食時再去吃。

我的最後一項建議是，如果你在開始進食前想要運動，一定要補足水分。只要感到口渴，起床後就要立即喝一杯水或草本茶，運動以後再喝些水或草本茶。當然晚點才要開始吃東西時，你可以先吃一根香蕉或喝點椰子水，或者在雞蛋上撒點海鹽——香蕉、椰子水和海鹽含有電解質（electrolyte），流汗時會流失這些微小的礦物質，必須補充電解質，神經系統才能正常運作。

你還可以吃些漿果或可可，因為這些深色食物含有多酚（polyphenol，有效力的植物化學物質），可以抗癌。我調配了兩種運動後可飲用的奶昔，讓各位早上運動後準備進食時可以享用。若想知道相關的訊息，請參閱第六章。

⑤多吃各類蔬菜和新鮮水果

你可能聽過「升糖指數」（glycemic index，縮寫為GI）[3]，那是食物的清單每項食物都有的一個數字，足以表示哪些食物對血糖水平的影響比其他食物更為明顯。人們認為，糖分高的食物或者很快便會在體內轉化為糖的食物會有比較高的升糖指數，因此這些食物被認為最有可能迅速增加血糖水平，隨後觸發胰島素反應（可能會讓身體囤積脂肪），然後讓人精力不足。

我們逐漸發現，對於某些人來說，升糖指數毫無意義，因為它是基於人類的平均反應，而非個體的反應。我們現在知道，某種食物可能會讓某個人的血糖飆高，但對另一個人卻幾乎沒有影響。

近年來，我發現來問診的人害怕吃某些水果，因為他們聽說這些水果有很高的GI值。例如，香蕉（含有一種稱為菊糖〔inulin〕的奇妙纖維）、芒果（富含植化素類黃酮〔flavonoid〕）和鳳梨（含有抗炎的鳳梨酶〔bromelain〕）有超高的ＧＩ值，讓人們避之唯恐不及。

這些水果有數百種植物化學物質和纖維，可以餵養腸道中的益菌，讓人身體健康，不吃實在太可惜了。當我看到有人因為香蕉的ＧＩ值很高而排斥這種水果，有時會感到很沮喪，而且我翻閱這些人的飲食日誌，卻發現他們其實經常吃巧克力棒——這種食品充斥有害且讓人發炎的脂肪以及一些高度加工的糖，遠比香蕉或鳳梨更危害健康，這真的是很沒道理。

相信不久的將來，我們便能透過腸道、血脂和血糖反應測試，來查看食物與個人的契合度。一旦科技到達這種階段，你可能會發現某些人吃了香蕉血糖會大幅飆升，但食用香蕉卻幾乎不會影響你的血糖。

在我們得以使用這項科技以前，倫敦國王學院（King's College London）的蒂姆・斯佩克特（Tim Spector）教授和美國同事共同創立的ＺＯＥ公司，並進行了一項研究，觀察人們在吃完香蕉、芒果和鳳梨等高糖分水果以後感覺如何。

3 ＧＩ值，食用一百公克葡萄糖後二小時內的血糖增加值為基準（ＧＩ值等於一百），吃某項食物後血糖的增加值與基準相比，得到的數值就是這項食物的升糖指數。

根據最新研究顯示，間歇性斷食法可以改善人體的微生物群系，而這些菌叢會讓人更妥善處理糖分。因此我鼓勵大家要多吃各種蔬菜和水果，以確保體內的微生物群系維持健康。

尤其是在執行「14/10斷食減重計畫」一週左右以後，你可能會發現，自己更能忍受高糖分水果，因為你的微生物群系越來越健康，也因為這樣，讓你能更為妥善處理糖分。

食用水果時我建議直接將水果切塊，連同纖維一起吃進肚子。纖維最能讓人有飽足感，也是腸道細菌賴以生存的食物。不要只喝果汁，因為當纖維都被丟進了垃圾桶，你喝到的就只是榨取的鮮豔含糖水分。人可能天生就是要將水果整顆吃下肚，包括纖維、植物化學物質和天然糖分，因為這些成分會相互合作來促進人體健康。

說到水果和蔬菜，你不必吃全素也能獲取這些食物的好處。只要將蔬菜水果添加到現有的飲食，就可以吃得更健康，而且靈活調整餐點內容，也能找出適合自己的膳食。

⑥ 規劃飲食內容讓瘦身計畫更成功

以前我媽經常會在我們家剛吃完非常豐盛的菜餚以後，緊接著問我們明天想吃什麼，這件事情常常讓我們這些孩子抓狂。有誰會知道自己明天或下個禮拜會想吃什麼?尤其是當你吃撐了肚子，最不想做的事就是再吃東西。

現在，我自己也當了媽媽，卻也經常在全家人吃完一頓大餐後問道：「大家明天想吃什麼?」因為我心知肚明，自己要替家人準備食物，吃完一頓以後，就要立即想好下一餐該吃什麼。否則十幾歲的小孩回家打開冰箱後，便會化身小怪獸怒氣沖沖地說道：「媽，家裡沒有東西可以吃！！！」

我常常發現，小孩哀嚎「沒有東西可吃」這件事情本身根本沒有道理。我打開冰箱，看到一些食材，只要拼湊起來，就能做出美味的飯菜。我看了一下，冷凍室有菠菜，冷藏區有起司，側邊的架上還有麵粉和雞蛋。我心想：「做個菠菜煎餅怎麼樣?」或者，我會翻遍幾個架子，找出幾顆馬鈴薯，放進烤箱烤一個小時，將它變成帶皮的烤馬鈴薯（jacket potato），再配上美味的罐裝黑豆（black bean）佐辣椒醬，並加上放在冰箱門擱架上的磨碎起司以及四處擺放的切片酪梨。或者，冷凍室有幾塊冷凍鮭魚，可以用奶油香煎，加入一些切片杏仁和少許檸檬汁，然後搭配冷凍的甘藷片（需要放進烤箱烤二十分鐘）。

我現在會一次列出一星期的菜餚，把清單貼在廚房牆壁上，**標出冰箱裡有什麼食材更能事半功倍**。但我不會寫哪天要吃什麼，而是在更接近的時間視情況來決定要吃什麼。我發現有時候，我可以做的餐點比我想像得多更多，或者我會將其中的食材變化成其他的菜式，只要再多買一點材料就能搞定。

想一下你每天要吃什麼，該買哪些必要的食材放進儲物櫃。有些人喜歡在料理的前一天就先規劃餐點，經常性上街採買，但每次買的食材不多。有些人則是一星期規劃一次或固定幾次。事前規劃餐點，隨時備妥配料、冷凍食物或常備菜，做菜就會很快，這樣就能更早吃晚餐，用餐時間也不會拖到太晚。到我診所尋求諮詢的人，在說明他們為什麼總是很晚吃飯時，常會說是因為他們沒有事前想好該吃什麼，因此需要臨時跑到商店採買，以至於在最後一刻才從頭開始做飯。

如果想讓「14/10斷食減重計畫」執行得輕鬆寫意，就要讓自己對食物充滿期待，而不是不加思索地把「進食」與「補充體力」畫上等號。你可以布置餐桌，收集精美的陶瓷和玻璃餐具，這不必花你很多錢，有時在慈善二手商店（charity shop）就可以買到令人讚嘆的餐具。接著折好餐巾紙，或點上一支蠟燭，好好款待你自己。當你放慢速度，悠閒下來好好享用食物後，你會覺得一樣的食物吃起來卻更美味了。

⑦ 記錄每天何時開始進食以及何時結束用餐

根據自己的喜好，記下開始和結束進食的時間，你可以記在手機上、記在筆記本上或寫在一張紙上，你也可以使用第十章提供的樣板。你看到這些數字以後，就會更想遵循規定，也更有可能獲得成效。

這些清單會讓你確實了解自己有多麼堅持「14/10斷食減重計畫」，並提早發現某些特定日子可能會破壞你瘦身計畫，因此你可以在那些日子裡微調飲食習慣，讓自己持續下去。

人們通常認為自己是在十個小時內完成進食，最多只有兩週才會破戒一次，但當他們把手機的紀錄拿給我看時，我卻發現他們其實一個禮拜會破戒三次，所以才無法大幅減重，健康指標也改善不了多少。

當你開始嘗試在新時段進食時，不要因為沒有遵循用餐時段而過分自責。掌握訊息最重要，了解自己的進食時間後，就可以進行調整。研究指出，人們偶爾會沒有遵循用餐時段；平均大約每兩週會在超過用餐時段一個小時以上的時間吃飯，但是仍然可以大幅減輕體重，讓新陳代謝功能獲得改善。

因此，如果你每兩個星期會有一天在很晚時跟家人或公司同事聚餐而破壞了斷食計畫，別太苛求自己，只要盡快回到正軌即可。

⑧讓朋友和家人了解並支持你的斷食計畫

告訴你身邊的朋友和家人，你接下來將執行新的進食規劃，並且尋求他們的支持，其中有些人可能會感興趣，並想加入你的行列。不妨找到也想執行「14/10斷食減重計畫」的家人或朋友，大家一起開設一個群組。當你發現可以很快備妥，或讓你食指大動的營養餐點時，請不吝惜地分享這些想法或食物照片給群組中的大家，藉此互相鼓勵敦促。

⑨睡眠優先

想靠「14/10斷食減重計畫」減重，關鍵在於睡眠充足。睡眠不好，間歇性斷食法只會給身體帶來壓力，並且成為身體的負擔。只要飲食完善且睡眠充足，便可恢復體力，開啟新陳代謝的開關，並順利透過斷食來促進健康。

你要營造良好的睡眠環境，臥室儘量不要擺放數位裝置，改用類比產品替代。

如果你飽受壓力或時常要動腦筋，可以試著練習正念，並盡量不要在睡前工作；如果可以的話，四處走走閒逛，讓自己慢慢放鬆。如今許多人會在家工作，從而衍生許多問題，其中一項就是因為沒有切換感，因此讓人以為自己整天在工作，請試著在家裡隔出工作和休閒的個別空間，讓自己不至於整天都處在緊繃的狀態。

⑩ 攝取充足的蛋白質，避免容易感到飢餓

如果你在第一週就已經完全遵循這項斷食計畫，並選擇在晚上六點到八點開始停止進食，還要幾個小時後才會上床睡覺的話。我會建議你在第一週時，晚餐要攝取二十克左右的蛋白質，避免睡前飢腸轆轆難以入眠。

只要你每天有攝取我們建議的熱量，應該就不會有問題。喝一杯水，讀一本好書或沖個澡，告訴自己不久後天就亮了（誰說第一次改變習慣是很容易的？）。幾天以後，你的飢餓荷爾蒙會重新平衡，讓你感到飢餓的荷爾蒙減少，而讓你感到飽足的荷爾蒙變多了。大約一個星期後，即便很早吃完晚餐，睡前也通常不會感到肚子餓，甚至隔天起床後也不會餓，要等一到兩個小時以後才會想吃東西。

就像我在一開始說的，如果你想避免在夜間稍晚的時候感到飢餓，最好方法之一就是晚餐時攝取二十克的蛋白質。你可以在執行「14/10斷食減重計畫」的第一週就這樣做。我後續的章節也會列出常見的有用食物及其蛋白質含量，讓你有個大概的想法，可以決定晚餐該吃哪些食物。

你不必持續三個月都這樣做，因為晚上會肚子餓的情況通常只會出現在第一週。我列出的這些食物很有用，有需要的話不妨參考看看。

14/10斷食減重計畫成功個案分享

我最近在診所與某位女士合作，在此分享她的故事：

這位女性體重超重，她表示自己非常喜歡甜食，對甜點難以抗拒。另外，她的背部和肩膀長期發炎，一直長期服用醫生開的類固醇，也因為藥物的關係，又使她變得更胖。

她以前習慣早上七點喝奶茶，晚上十點睡覺前會吃點黑巧克力。但當她早餐開始不吃奶油蛋捲麵包配蜂蜜和豆漿，改吃亞麻籽／漿果奶昔，而且在午餐時間吃主餐，並在晚上六點吃簡便的晚餐，她的體重開始迅速下降。

這位女士晚上六點以後不再進食，自然就不再跟以前一樣，在晚上小酌琴酒，接著大吃一餐，最後再吃點零嘴。她自己也說，自從調整早點吃主餐後，她晚上也不會因為沒有進食，而感到飢餓難耐。

三個月以後，她的體重從七十七公斤減到六十八公斤，奇妙的是，她身體的疼痛也跟著減輕了。她正在跟醫生討論如何減少使用治療發炎的類固醇處方藥，現在的她經專業醫師的評估也能不再使用降血脂藥物了。

能不能吃點心？

有些人喜歡一天吃兩頓飯，外加一頓零食。如果你想吃零食，可以在飲食中多加一塊新鮮水果或少量混合堅果——所有的科學研究都指出，水果和堅果的色素和纖維中的化學物質都能促進人體健康。

想一想你想吃些什麼零食，以及在一天的哪個時段吃。整天不停吃東西或少量多餐，都會不利於胰島素分泌和減重。花大錢去滿足口腹之慾，吃完後也不利於消化，可以的話，請盡量每天用餐兩到三次即可。

我有一些案例就是在家工作並一邊執行14/10斷食減重計畫，他們大多會在早上八點左右吃熟食，中間時段吃一塊水果（例如蘋果）和少量混合堅果，據他們說這樣是為了可以節省備餐或外食時間。然後晚上五點半在家吃晚餐，六點用餐完畢。

他們的進食時間是早上八點到晚上六點。他們在家工作，經常大約在下午四點或四點半就先把晚餐食材丟進烤箱烘烤，例如他們會烤馬鈴薯，搭配罐裝黑豆和切碎的切達起司（cheddar）一起食用。請參閱第六章，了解在家工作時可以吃哪些方便的餐點。讓你在一邊工作或做其他事情時，這些餐點就會自己煮好。

最後的準備工作

該替斷食準備什麼？

- 水，普通的水（平日會喝的）或氣泡水（在特殊場合使用，跟人社交時喝點更有味道的飲料）。

◆ 純咖啡／紅茶（如果你不會因為攝取咖啡因而感到不適的話）。

◆ 綠茶——含有少量咖啡因，可以讓你在一天的開始精力十足，其中也含有一種名為茶氨酸（L-theanine）的胺基酸（amino acid），能夠讓你鎮定下來。[4]

◆ 白茶——含有少許咖啡因，不加牛奶或糖仍然很好喝，而且口感溫和。

◆ 某些草本茶。

◆ 不含卡路里的飲料，例如冰鎮或溫熱的草本茶。

◆ 醫生開的處方藥。

斷食十四小時期間應該避免什麼？

◆ 在茶和咖啡裡添加任何牛奶或糖。

◆ 零卡路里的氣泡飲料——這些飲料中的人工甜味劑可能會讓你感到更加飢餓。

4 咖啡比紅茶含有更多的咖啡因，紅茶也比綠茶含有更多的咖啡因，綠茶又比白茶含有更多的咖啡因。請根據自己的體質來挑選飲料。

◆葡萄酒、啤酒或任何酒類。
◆健康補品。
◆小孩吃剩的飯菜，別人吃剩的食物。
◆嘗試一口別人正在吃的零食。
◆椰子汁／康普茶（kombucha）[5]等。（請不要因為這些飲料標榜「有益健康」而飲用，或認為反正你只喝了「一口」，這樣做仍然算是破戒！）

何謂含有人工甜味劑的零卡路里氣泡飲料

阿斯巴甜（aspartame）和蔗糖素（sucralose）之類的人工甜味劑是否有害人體，研究人員至今仍爭論不斷。有人一直懷疑，吃了人工甜味劑後會更加飢餓，增加變胖和罹患第二型糖尿病的風險。根據動物研究，人工甜味劑會破壞腸道細菌（微生物群系）。遇到這種破壞情況，稱為腸道微生態失調／腸道菌叢失衡（dysbiosis），你可能會因此一直感到飢餓。如果你想減肥和長期保持健康，就要做好預防措施，別讓腸道的微生態失調。

含有咖啡因的熱飲——其中的利與弊

壞處

1. 空腹喝這些熱飲可能會容易讓人感到緊張焦慮。
2. 咖啡因會刺激壓力荷爾蒙（stress hormone）皮質醇（cortisol），尤其若你已經飽受壓力，這會使你雪上加霜，讓更多脂肪容易囤積在腰部。
3. 它們會影響睡眠，某些人對咖啡因很敏感，攝取的咖啡因可能會在血液中停留長達十四個小時，這取決你的代謝速度快或慢！若你已經知道你對咖啡因較敏感，我會建議你在中午後儘量不要喝含有咖啡因的熱飲。
4. 咖啡因有緩瀉的效果，因此飲用前請自行權衡自身狀態。

5 紅茶、糖和紅茶菌母經過發酵後得到的富含益生菌的汽泡飲料。

好處

1. 早上喝這種飲料，可以讓你有點精神，能夠撐到可以進食的時間。這樣就更容易在早上持續斷食，撐到晚一點再吃東西。
2. 它們含有多酚（可以抗癌的深色物質），但是吃水果和蔬菜也能攝取多酚。
3. 可以促進自噬，身體將舊細胞掃地出門並修復器官（重新整建的效果）的過程。此時有效增進自噬的物質是多酚（深色的植物化學物質）而非咖啡因。

參照上面的兩個列表去估算利弊良窳。當你空腹喝純咖啡時，你是否會感覺心跳加速／手會稍微顫抖／感到更焦慮？

我問診時遇過許多壓力很大的成功人士，有些人表示喝純咖啡可能會使他們感到更為焦慮，所以我建議他們喝些薑茶之類的草本茶。對於某些人來說，綠茶甚至都比咖啡更好。喝綠茶不但能攝取咖啡因，也可以吸收茶氨酸，這種胺基酸可以減少人的焦慮，並且讓大腦放鬆。

斷食時要找到「最佳的進食時段」，在不讓身體疲累不堪的情況下能激發體內的修復機制。因此，要按照個人情況去調整瘦身計畫，請務必選出適合自己的方式。接下來，讓我們進入第六章，看看有哪些可以立即上桌的餐點，讓你可以決定進食的時段。

CHAPTER 6

14/10斷食的推薦備餐

要早點進食，最好的辦法就是要讓食物快速上桌，但最好別吃常見的過度加工食品。只要挑「對」的食物，而不是那些毫無營養的東西，身體就能運作得更健康。不會做菜也沒關係，我會教你如何組合食材，讓它成為既美味又有益健康的一餐。

這一章我將要跟各位分享我替「14/10斷食減重計畫」設計的簡便餐點，讓你可為一天的作息做好準備，以便早點用餐並最遲在晚上八點結束進食。

我發現要早點進食，最好的辦法就是要讓食物快速上桌，但最好別吃常見的過度加工食品。我希望幫助各位盡快備妥餐點，不要吃那些毫無營養的東西。因此，本章所包含的食譜餐點都能快速做好，而且非常豐盛，有益於你的健康。

如前面所述，要想從「14/10斷食減重計畫」中受益，只要注意進食時間即可，所以你可以繼續吃平常會吃的食物。

然而，如果你跟那些來我診所諮詢的人一樣，想要獲得更好的效果，我就會建議你在14/10斷食減重計劃的同時，增加某些食物的分量。

挑對食物，身體會知道

微生物群系就是生活在消化系統的數兆細菌，我們現在知道，微生物群系對於人體健康至關重要。這些位於腸道的細菌經常與免疫系統和大腦溝通。它們還會影響體內的飢餓荷爾蒙，因此要用正確的食物來餵養這些益菌，讓它們興旺繁衍，讓其他系統維持健康。

在你夜晚斷食十四個小時的期間，消化道細菌會以健康的方式繁殖而旺盛，減少你的飢餓感，並且讓你的免疫系統運作得更順暢而有效發揮作用。這就好像當你在種新的草坪時，你會叫別人別去踩踏草皮，腸道菌叢也得靠你斷食來找機會休息，這樣才能繁衍生息。

你還可以吃「各種」植物以及特定的「鮮活」（alive）食物來幫助你的微生物群系。而本章的食譜也會納入這些食物。

所謂要吃「各種」植物，就是從蔬菜、（新鮮或冷凍的）水果、（新鮮或乾燥的）草藥、香料、堅果、種子、豆籽、豆類和特級冷壓橄欖油（extra virgin olive oil）中攝取各種色素和纖維。植物中的色素（稱為多酚）和質地（纖維）是腸道細菌重要的食物來源。就算吃吐司配起司，也要吃一顆多汁的蘋果來攝取果膠（pectin），或者吃些漿果配新鮮優格，以便吸收一些多酚。

如果你喜歡吃穀物，請嘗試各種穀物，別只吃白米飯或小麥。還有各種美味營養的穀物等你嘗試，好比斯佩爾特小麥（Spelt）、藜麥、紫米和紅糙米等，請攝取那些很棒的多酚色素和纖維。

另外，你也可以利用本書結尾處的「多樣性挑戰」（Diveristy Challenge）表單，訓練自己每個星期增加飲食中的植物種類。你可以在表單上記錄自己每週吃到的不同植物，並儘量讓自己吃到三十到六十種的植物。

你只要選擇「鮮活」食物而非「死氣」食物，就已經改善了你的膳食。你要看乳製品標籤上是否標有益生菌——例如，看優格標籤時，注意上頭是否有「乳酸桿菌」（lactobacillus）或「比菲德氏菌」（bifidobacteria，又稱「雙歧桿菌屬」）等成分。或者，你只要去看有沒有「live」（鮮活）這個字眼。許多發酵食品都只標示「live」而沒有明確列出菌種，但這其實是好現象，因為這表示食品內有太多批不同的菌種，無法逐一詳列。

買起司的時候，請留意「raw」（未加工）或「unpasteurised」（未經巴氏殺菌）的標示，因為吃這類產品可以大量增加消化系統的益生菌。發酵食品包括生起司，例如巴美起司（Parmesan）、曼徹格起司（Manchego）、康堤起司（Comté）、格律耶爾起司（Gruyère）和洛克福起司（Roquefort）。某些超市現在甚至會販售未經巴氏殺菌的奶油。不要吃一般的麵包，盡量挑選酵母麵包（sourdough bread），因為酵母麵包含有益生菌。

用大量的鮮活食品和各式各樣的植物、豆類、穀物和堅果來餵養體內的微生物群，這樣便能促進消化和增強免疫力。

其他值得推薦的東西包括康普茶（一種氣泡發酵茶〔fermented tea〕）、克菲爾（一種用來喝的起泡優格）、泡菜或或國酸菜（sauerkraut），你可以在超市或健康食品店的冷凍區找到這些食物。如果這些食物在室溫下擺在其他區塊的貨架上，表示它們可能是「死氣」食物。請留意標籤上的「fermented」（發酵）字眼，這表示食物含有細菌，但這不同於「pickled」（醃製），這只是代表食物是用醋來醃製。

下列餐點最有利於你的「14/10斷食減重計畫」，有些還容易攜帶。如果你要外食或出門在外，運用這些餐點樣就很方便。

輕食

輕食是個了不起的發明，它其實算是一頓餐點，只要稍微烹煮食物，就可以快

1 對食品進行熱處理，以殺死其中的病原體和致病微生物，藉此延長保鮮期。

速上桌。如今我們生活繁忙，讓我希望輕食可以重新蔚為風潮。許多德國人一天只吃一頓飯（通常是午餐），然後大約在晚上六點吃等同於輕食的abendbrot（字面意思是「晚上麵包」），而這種餐點非常方便，很適合「14/10斷食減重計畫」。

因此，如果你在午餐時吃過熱食，回家後就不必大張旗鼓做飯。你可以多吃各種植物，搭配起司、雞蛋和冷盤（cold cuts）等，還可吃罐裝蔬菜和配菜沙拉（side salad）或者喝湯。我通常用輕食來當作一天的最後一餐，但你可以隨意把它調整為午餐。不妨靈活搭配，自行拼湊出各種花樣。

碗裝速食（quick bowl）

這是一碗分量的美味餐點，可供一到兩人食用。你可以在家快速準備好這種食物來當午餐或晚餐。

活力奶昔（power shake）

建議你可以將奶昔食譜當作備胎來代替早餐、午餐、點心或晚餐。如果你沒空準備更複雜的餐點，就可以吃活力奶昔來迅速攝取大量的營養。只要有一台攪拌機（blender），就能做出多數的奶昔餐點。

早餐

誰規定早上就一定得吃像「早餐」的食物當餐點？如果你很傳統，那也沒關係，但是放眼全球，不同地方的人吃的早餐各有不同，從扁豆湯、米飯到咖哩，各種樣式都有，所以想吃什麼，就吃什麼。

如果你想吃韓式辣椒醬拌飯，就去吃吧。或者，如果你喜歡中式傳統早餐，例如白粥或一桌飯菜，就挑個你愛的用餐時段享用。我偶爾會想吃富含多酚的「巴西莓果碗」（açai bowl，後頭有食譜）。如果我中午吃了一頓熱食，就會吃這碗可以馬上準備好的美食當晚餐。

飲料

你需要準備飲料，不僅可在進食時段內享用，也能在斷食期間拿來補充體力。

檸檬佐蒔蘿奶油鮭魚配烤麵包

準備材料（兩人份）

- 兩百克奶油起司。
- 五十克煙燻鮭魚。
- 四分之一茶匙乾蒔蘿（dill）（額外再準備一些來裝飾菜餚）。
- 大量現磨黑胡椒。
- 一顆檸檬擠出的汁液。
- 一把洗過的芝麻葉。
- 依照人數，每人挑選兩片酵母麵包，每片麵包配一團奶油。

料理步驟

1. 將奶油起司、鮭魚、蒔蘿、黑胡椒和檸檬汁放進攪拌機中攪拌，直到食材成為光滑的團狀。
2. 每人烤兩片酵母麵包。
3. 將奶油塗在麵包上，使其慢慢滲進去（真棒！）。
4. 在上頭放一把芝麻葉。
5. 最後將奶油起司／鮭魚混合物厚厚地塗抹在上頭，撒上少許乾蒔蘿來裝飾。

蛋黃醬佐西洋菜搭配斯佩爾特小麥餅乾

準備材料（一人份）

- 兩顆煮熟的雞蛋（可以先煮好，放在冰箱保存）。
- 一團優質的美乃滋，建議挑選使用橄欖油做的。
- 兩塊雙穗燕麥餅乾（我使用德國品牌 Dr Karg's）。
- 一點海鹽。
- 一小籃西洋菜（watercress）。

料理步驟

1. 把蛋放進水裡煮大約八到十分鐘，讓蛋白和蛋黃都凝固。
2. 把蛋從沸水撈起來以後，用冷水沖蛋殼來冷卻它。
3. 剝掉蛋殼，將雞蛋和海鹽放進碗中與美乃滋一起搗碎。
4. 將雞蛋混合物撒在餅乾上，再將剛切好的西洋菜撒在上頭即可食用。

沙丁魚配吐司佐烤紅辣椒

準備材料（二人份）

- 一片你愛吃的麵包。
- 一團奶油。
- 一百二十克橄欖油沙丁魚罐頭。
- 幾根用橄欖油炒過的紅辣椒（可以買罐裝的，很適合放在冰箱保存）。
- 現磨黑胡椒。

料理步驟

1. 先烤麵包，接著塗上奶油。
2. 用叉子掰開沙丁魚，讓魚肉稍微分散開來，不要剔除營養豐富的魚骨頭，再把沙丁魚放到麵包上，並在上面擺上數根紅辣椒。
3. 最後撒上適量的黑胡椒便可享用。

焗豆配吐司佐英國黑醋和切達起司

準備材料（兩人份）

- 四百克焗豆罐頭。
- 每人一塊奶油。
- 每人一片烤過的厚酵母麵包。
- 一杯英國黑醋（Worcestershire sauce）。
- 一把磨成細絲狀的切達起司。

料理步驟

1. 用平底鍋加熱焗豆。
2. 先烤麵包，然後塗上奶油。
3. 把麵包放在盤子上，然後將焗豆倒在塗上奶油的麵包上。
4. 在上頭撒一點英國黑醋（假使你不熟悉這種醬料，我告訴你，它是一種發酵的調味料，帶有鹹味，非常可口）。

5. 磨成細絲狀的特長期熟成切達起司撒在上面（我用長期熟成的起司，是因為它更加濃郁，可以替平淡的焗豆添加味道）。

起司麵包配小酸瓜

我喜歡挑選起司麵包，並搭配質量更好的食材讓這道餐點更健康。因此，我建議你儘量不要挑選過度加工的常見白吐司，因為裡面比較可能會含有各種防腐劑〔preservative〕和乳化劑〔emulsifier〕，不妨試著挑選富含各種堅果、種子、纖維——例如亞麻籽或洋車前子殼〔psyllium husk〕[2]和不同類型穀物的麵包。然後將加工的起司，例如帶有色素的起司，換成未經加工和巴氏殺菌的起司，譬如曼徹格或格律耶爾起司。我喜歡將發酵後的嫩小酸瓜放在冰箱保存，以便做這道餐

2 溶性植物纖維，可緩解便祕。

點。如果手邊沒有新鮮蔬菜，不妨使用小酸瓜，因為它含有益生菌，有益健康。但假使沒有營養更豐富且含有益生菌的發酵小酸瓜，也可以改用醋醃製的小酸瓜來增加味道和攝取纖維。

準備材料（一人份）

- 一到兩片麵包（含有多種穀物、堅果和種子的麵包）。
- 每片麵包配上一團奶油。
- 每片麵包配七十五克未經加工和巴氏殺菌的起司。
- 每片麵包配兩片切成薄片的發酵小酸瓜。

料理步驟

1. 稍微烤一下麵包並塗上奶油。
2. 將切片的起司放到麵包上。
3. 如果有烤箱的話，把它放在烤架上烘烤，等待起司起泡，請密切注意時間（有時候只需幾分鐘），這要看你使用哪種烤架，起司會很容易燒焦。

4. 取出麵包，把切片小酸瓜放在上頭即可享用。

注意：如果你有三明治機（sandwich toaster），也可以用兩片塗上奶油的麵包夾起司和小酸瓜，然後放入機器烘烤，這樣就可以吃夾餡的烤三明治。

威爾斯起司麵包配格律耶爾起司和墨西哥煙椒德國酸菜

如果你喜歡濃郁的起司以及味道刺激的食物，這道餐點很適合你。我很喜歡這道輕食，拿著叉子吃未經巴氏殺菌的德國酸菜。這種高麗菜含有維生素C和有益健康的益生菌。這份食譜用了我最喜歡的一種酸菜，Cultured Collective品牌推出的墨西哥煙椒德國酸菜，但你可以改用其他從超市冷凍區、健康食品專賣店或網路上購買的其他種類的新鮮酸菜。

準備材料（一人份）

- 兩片酵母麵包。
- 七十五克格律耶爾起司，磨成細絲狀。
- 一大匙法式第戎芥末醬（French mustard）。
- 一大匙英國黑醋。
- 四大匙德國酸菜（任何酸菜都可以，但我建議使用配墨西哥煙椒的酸菜，因為它很美味）。

料理步驟

1. 稍微烤一下麵包。
2. 將起司、芥末醬和英國黑醋倒入碗中，用叉子搗碎，讓它們混在一起。
3. 將起司混合物塗在烤好的麵包上，放在烤箱的烤架上。大約烤五分鐘，或者烤到起司混合物開始融化和起泡。
4. 取出麵包，在上頭擺上德國酸菜即可享用！

水煮雞蛋配長棍麵包

這道餐點很簡單卻富含營養！你吃完以後可以多吃一顆多汁的蘋果（攝取果膠）、富含維生素C的奇異果或柑橘類來攝取纖維。補充一點，英國人無論是小孩或大人，都把長棍麵包稱為「士兵」（soldier）。

準備材料（一人份）

- 兩顆煮熟的雞蛋。
- 兩片麵包（隨你挑選，但最好用白色酵母麵包）。
- 每片麵包配一團奶油。
- 少許海鹽。我自己喜歡片狀的英國馬爾頓天然海鹽（Maldon），吃起來比較有口感。

料理步驟

1. 將雞蛋放入沸水煮六分鐘，然後撈出來。蛋白要變硬，蛋黃要滑溜。
2. 將蛋放進蛋杯（egg cup），把塗上奶油且烤過的麵包切成長條狀，每一條大約兩公分寬。
3. 剝開雞蛋的上半部分，撒上海鹽，然後用麵包沾滑溜的蛋黃，一邊沾麵包，一邊把雞蛋吃掉。

甜菜根和檸檬鷹嘴豆泥配熱皮塔餅

準備材料（六大份，放在冰箱可保存二到三天）

- 四根中型的甜菜根（可從超市購買現成的熟甜菜根）。
- 四百克熟鷹嘴豆罐頭。
- 一大匙中東芝麻醬（tahini，芝麻製成的糊狀物，通常可在超市的「世界食品」

通道或「Free From」[3]販售區找到）。

- 兩顆檸檬擠出的汁液。
- 五大匙特級冷壓橄欖油。
- 二分之一茶匙海鹽。
- 少許現磨胡椒粉。
- 每人一片熱的皮塔餅（pita）。

料理步驟

1. 將所有配料（皮塔餅麵包除外）放入強力攪拌機，攪拌成光滑的團狀物。
2. 用湯匙把團狀物挖出來，倒進一個大碗，然後把團狀物抹在熱皮塔餅上享用。

3 這類食品沒有添加特定成分，專供容易過敏或注重健康的顧客選購。

加冕雞配石榴

準備材料（兩人份）

- 兩大匙特級冷壓橄欖油。
- 一顆洋蔥，去皮切碎。
- 三根芹菜，切碎。
- 一茶匙薑黃。
- 一茶匙孜然粉。
- 兩份熟的冷雞肉（從吃剩的烤雞或兩隻烤雞腿剝下來）。
- 一根罐裝墨西哥辣椒，切碎。
- 二百四十毫升（或一個美式杯容量）奶克菲爾。
- 半顆萊姆擠出的汁液。
- 一把切碎的新鮮香菜。
- 一把紅石榴。

● 少許海鹽。
● 一小顆寶石萵苣（gem lettuce）。

料理步驟

1. 用平底鍋稍微熱油，然後加入洋蔥、芹菜、薑黃和孜然粉。攪拌八到十分鐘，直到洋蔥變成半透明並開始轉成褐色。從火上移開，使其冷卻。
2. 將剛才完成的半成品和雞肉倒入碗中，接著加入墨西哥辣椒。
3. 倒入奶克菲爾和萊姆汁，再加入香菜攪拌，最後在上頭撒上紅石榴和少許海鹽即可。
4. 將拌勻的完成品放進冰箱冷藏，要吃的時候再拿出來，也可以挖一團，倒在小寶石萵苣的菜葉上直接享用。

碗裝速食

鮮嫩豆腐配味噌和花椰菜苗

準備材料（一人份）

- 一百五十克有機嫩豆腐。
- 一大匙玉米粉。
- 少許海鹽。
- 四大匙特級冷壓橄欖油。
- 二百四十毫升（或一個美式杯容量）雞肉或蔬菜高湯。
- 一茶匙蒜泥。
- 一茶匙薑泥。
- 六十克米粉。
- 一把花椰菜苗，有葉和莖。

● 一茶匙味噌。
● 少許醬油。
● 一把切片碎青蔥。
● 一根新鮮的紅辣椒，切碎。
● 一些韓式泡菜（依喜好）。

料理步驟

1. 將豆腐切成小塊，然後用餐巾紙輕輕吸乾水分。
2. 將玉米粉倒在盤子上，然後撒上一些海鹽。
3. 將每塊豆腐都沾上玉米粉，每一面都要沾到。
4. 用中火熱油，煎裹上玉米粉的豆腐，直到豆腐外皮變得有點脆。
5. 撈起豆腐，把豆腐放在一張餐巾紙或吸油紙上，準備去處理其他食材。
6. 把蒜泥和薑泥倒進鍋中剩餘的油中炒香，開小火攪拌幾分鐘。
7. 加入高湯，稍微加熱到高湯滾沸，然後把火調小，讓高湯持續煨煮，最後加入米粉，再煮兩分鐘。

8. 現在加入花椰菜苗，讓它跟高湯一起煨煮大約一分鐘。
9. 將完成的米粉倒入大碗，把豆腐放在上面，並加入一小勺味噌（要吃的時候可以混合）和少許醬油。
10. 撒上青蔥和辣椒，再依個人喜好搭配泡菜一起享用。

連皮烤馬鈴薯、黑豆和酪梨配墨西哥辣椒醬

準備材料（二人份）

- 一顆大馬鈴薯。
- 一團奶油。
- 兩百克辣味的黑豆罐頭。
- 一大匙墨西哥辣椒醬（這種辣椒醬具有濃郁的煙燻味）。
- 一團希臘優格（Greek yoghurt）。

- 半顆酪梨（把另一半酪梨搗碎，放入冰箱冷藏，上頭擠點萊姆汁以防止變色，留到下一餐時塗在麵包上吃）。
- 少許海鹽。
- 半顆萊姆汁。

料理步驟

1. 把馬鈴薯皮的污泥洗掉，拿刀子刺馬鈴薯三到四次（煮的時候，皮就不會裂開），然後放進烤箱，溫度調到兩百度，烤四十五分鐘至一個小時，或者直到馬鈴薯熟透，外皮變得很脆（根據馬鈴薯的大小，烤的時間會有所不同）。
2. 把黑豆倒入平底鍋，用中火加熱約二到三分鐘。
3. 將酪梨切成薄片。
4. 把希臘優格和墨西哥辣椒醬倒入一個小碗混合。
5. 要享用時，先將馬鈴薯切成兩半，上頭倒上攪拌均勻的奶油、黑豆以及乳酪和辣椒醬混合沾醬。將酪梨繞著馬鈴薯擺放，最後在馬鈴薯上頭擠點檸檬汁並撒上少許海鹽。

華爾道夫沙拉配煙燻鯖魚

準備材料（兩人份）

- 一顆蘋果，去核並切成小塊。
- 兩大匙核桃片。
- 兩根芹菜，去頭切尾，切成小塊，厚約一公分。
- 兩大匙清淡的「鮮活」優格（live yoghurt，含有益生菌）。
- 兩大匙美乃滋。
- 一大匙辣根醬。
- 少許海鹽。
- 少許現磨胡椒粉。
- 兩片煙燻鯖魚（可在超市冷凍區買現成的）。

料理步驟

1. 將蘋果、核桃片和芹菜倒入碗中混合。
2. 拿出另一個杯子去混合優格、美乃滋、辣根醬、海鹽和胡椒粉。
3. 將優格混合物倒在蘋果混合物上，然後攪拌均勻。
4. 在上頭撒些煙燻鯖魚片，然後享用。

碗裝速食快速備餐表

我在幾年以前與一位女士合作，率先規劃出這樣的表格。她數十年來一直計算飲食的卡路里，並且食用加工的低脂速食。儘管她非常注意節食，肚子仍有一圈肥肉，怎麼消都消不掉，所以她很沮喪，來找我諮詢。她告訴我，她有高血壓，醫生曾經用藥物來降低她的血壓，但藥物的副作用太強，她根本無法承受。

這位女士想改變飲食，但她不會烹調食物。然而我發現，就算她不會烹飪，但她知道如何採買食物，所以我決定為她製作一張與此類似的表格。她第一次去採買後，將冰箱內的食材拍了一張照片，然後傳給我看。我發現她的冰箱從上到下都充滿了天然色彩！她要做的就是把一袋袋的沙拉放進冰箱，以及買合適的瓶裝或罐裝食物擺到家裡，接著學會如何組合食材，使其成為餐點。

大約三個月以後，她甩掉了肚子的贅肉，血壓也降到正常水平。從那時起，她就不必服用降血壓的藥了。

使用這張表格時，從每一列選擇一種食物，然後混合搭配，拼湊出一頓美味餐點，裡頭有各種食材，做起來輕鬆簡單——

蛋白質和脂肪讓你有飽足感，攝取天然色素讓你吃進肚子的天然植物發揮功效，吃了發酵食品，便可攝取許多天然食物供腸道細菌食用。搭配列出的醬汁，你做的碗裝速食會既美味又有益健康。

蛋白質	優良脂肪	蔬果
一個鮭魚罐頭配檸檬汁和現磨黑胡椒粉。	一把碎核桃。	一大把混合沙拉和一些罐裝的朝鮮薊（artichoke）。
一塊草飼（grass-fed）牛排，撒上些許萊姆汁和少許海鹽。	少量碎巴西堅果（Brazil nut）。	一大把芝麻葉和一把切碎的香菜。
鮪魚罐頭配橄欖油、萊姆汁、切碎的香菜和切碎的罐裝墨西哥辣椒。	一大匙烤松子（pine nut）。	一大把菠菜，幾顆罐裝橄欖和一大匙煮熟的藜麥。
將半罐鷹嘴豆，與切碎的蒜頭、一顆紅洋蔥（切丁）、少許海鹽和一些切碎的西班牙辣香腸（chorizo）一起炒熟。	一把碎杏仁。	切片的去核黃椒，配上幾顆成熟多汁的番茄（切片）。
半罐扁豆配一湯匙日曬番茄乾、一小顆紅洋蔥（切丁，生的）和少許海鹽。	一把南瓜籽，用平底鍋加熱，加少許海鹽和乾辣椒片調味（也可不調味）。	一大把豆瓣菜和一把紅石榴。
甜菜根和檸檬鷹嘴豆泥。	一點特級冷壓橄欖油。	一把羊生菜（lamb' s lettuce）、一把切碎的新鮮香芹（parsley）和一根切碎的芹菜。
一片煙燻鯖魚。	切片的酪梨，上面澆檸檬汁和撒現磨胡椒粉。	兩個菊苣（chicory，一白色一紫，切片），煮熟的現成甜菜根（切片）和柑橘或柳橙（去皮並切片）。

發酵食品	醬汁
一湯匙罐裝「鮮活」德國酸菜（用叉子分到綠色蔬菜葉上，美味可口！）	三大匙克菲爾、一大匙橄欖油、半顆榨檸檬汁、一把切碎的韭菜和少許海鹽。
一湯匙罐裝紅色德國酸菜。	三大匙「鮮活」優格混合一茶匙墨西哥辣椒醬。
幾片發酵的小酸瓜。	一茶匙生蜂蜜、一茶匙芥末醬和兩大匙橄欖油混合兩大匙「鮮活」優格。
數片巴美起司薄片。	大量加泰羅尼亞番茄醬（Catalan ketchup）。
數片格律耶爾起司薄片。	大量（罐裝）青醬混合兩大匙特級冷壓橄欖油（以方便攜帶）。
一匙「鮮活」發酵蔬菜。	一茶匙中東芝麻醬、三大匙「鮮活」優格、半顆擠出的檸檬汁和少許海鹽。
一匙發酵的墨西哥胡椒粉（也可以從罐子滴些汁液到沙拉上，味道會非常鮮美）。	用兩大匙橄欖油、一大匙紅酒醋、一茶匙第戎芥末和少許海鹽製成油醋醬。

加泰羅尼亞番茄醬

把這種番茄醬放在容器，可以放在冰箱冷藏二到三天。烤蔬菜、烤肉或烤魚佐這種醬料很好吃。無論你用什麼食材準備碗裝速食，也可以淋一點在上頭。只要將以下的材料準備好，再將這些食材放入攪拌機中，攪拌至光滑，就能輕鬆完成。

準備材料

- 兩根罐裝浸橄欖油的紅辣椒。
- 兩顆中等大小的番茄。
- 一瓣蒜頭，去皮。
- 兩根罐裝墨西哥辣椒。
- 兩茶匙煙燻甜紅椒粉（paprika）。
- 少許特級冷壓橄欖油。
- 一大匙杏仁粉。

活力奶昔

你可以參照這些食譜快速做好營養的早餐、便於攜帶的餐點或想好要何時吃的點心。以下我介紹的奶昔，只要依照材料準備，準備完成後再將這些食材放入攪拌機中，攪拌成光滑的混合物以後享用即可。

亞麻籽和藍莓奶昔

- 兩百毫升有機無糖豆漿。
- 滿滿一大匙現磨亞麻籽。
- 一把冷凍藍莓（比新鮮藍莓便宜得多）。
- 半根香蕉。

奇亞籽和百香果奶昔

- 兩百毫升有機全脂牛奶或有機無糖豆漿。
- 兩顆新鮮的百香果果肉。
- 一根香蕉。
- 一大匙奇亞籽。

巧克力奶昔

我替沒有攪拌機的人設計了這份食譜，你只要將可可粉和亞麻籽倒進玻璃杯中，然後加入豆漿攪拌均勻即可。如果你喜歡喝涼的，可以加冰塊。如果你有攪拌機，就像上面的奶昔一樣，只要將所有食材放進去攪勻，然後依照你個人的喜好，決定要不要加入香蕉來增加甜味即可。

- 兩百毫升有機無糖豆漿。
- 一茶匙可可粉（cacao powder）。
- 一大匙現磨亞麻籽。
- 一顆冰塊。
- 一根香蕉（依喜好）。

奇亞籽和櫻桃奶昔

- 兩百四十毫升（或一個美式杯容量）克菲爾（牛乳或羊乳發酵）。
- 一把冷凍櫻桃。
- 四分之一杯（三十五克）奇亞籽。
- 些許楓糖漿（maple syrup）（依喜好）。

另外我想提醒，堅果奶（nut milk）近來非常流行，但某些堅果奶的營養不及動物奶，而且價格更高。因此我會建議你挑選適合自己腸胃，且更為經濟的品項。

如果你不想喝動物奶，我個人目前經常選擇飲用豆漿，因為豆漿的蛋白質含量很高，會比杏仁或榛果奶等其他堅果奶讓你更加飽足，也比較不容易感到肚子餓。盡量挑選不加糖的有機奶類，就可以避免攝取過多糖分。

高蛋白奶昔

下面兩種奶昔是運動後可補充營養的早餐，也是晚上很好的代餐選擇，因為它們都含有大約二十克的蛋白質，這個量大概可以讓你好幾個小時都能有飽足的感覺。這兩種奶昔的原料也都是使用百分之百真正的食物，不含加工的蛋白質粉（protein powder），大家不妨跟著試試看。

超級克菲爾和奇異果奶昔

運動以後可以用這種奶昔來補充營養，但你也可以在任何進餐的時間食用。椰子汁含有電解質，這是神經系統需要的重要微量礦物質，而排汗時就會流失電解質。抹茶粉含有抗氧化劑，可以避免肌肉損傷，奇異果富含維生素C，可以保護人體的免疫系統，讓締結組織（connective tissue）維持健康。

這種奶昔含有克菲爾、豆漿和亞麻籽，因此富含蛋白質（大約二十克），可幫助你長肌肉、修補痠痛組織並感到飽足。

- 一百二十五毫升椰子汁。
- 一茶匙抹茶粉。
- 兩顆奇異果，去皮。
- 四分之一杯（三十五克）亞麻籽。
- 兩百四十毫升（或一個美式杯容量）牛奶克菲爾。
- 一百毫升豆漿（可以調稀奶昔並增加蛋白質含量）。

豆漿堅果奶昔

豆漿和堅果混合物可提供十七克蛋白質，而可可粉和覆盆子／樹莓（raspberry）則是很棒的多酚抗氧化劑。另外加入香蕉可讓奶昔變甜，同時也可以提供電解質，很適合修復運動後的身體。

- 兩百四十毫升（或一個美式杯容量）豆漿。
- 三十五克（四分之一杯）混合現磨堅果[4]。
- 一把冷凍或新鮮的覆盆子。
- 半根香蕉。
- 一大匙可可粉。

4 從平價到高檔的超級市場現在都會販售各類混合堅果。我能想到會混合賣的堅果有巴西堅果、亞麻籽和杏仁，還有葵花籽、南瓜籽和芝麻。坊間販售各種混合堅果，輪換食用不同的混合堅果來增加每天吃的食物種類。

什錦果麥粥

準備材料（三人份）

- 一百二十五克（一又三分之一杯）燕麥。
- 兩顆現榨柳橙。
- 四百毫升希臘優格或發酵的牛奶克菲爾。
- 一大匙現磨亞麻籽。
- 一大匙切碎的核桃。
- 一顆蘋果，去核和磨碎。
- 一把紅石榴（依喜好）。
- 少許蘋果汁（依喜好）。

將所有食材倒進碗裡攪拌混合，蓋上蓋子放冰箱冷藏一晚，然後想吃的時候挖一份來享用。這道食物可以冷藏二到三天，但如果混合物有點硬（不用較稀的克菲爾而使用濃稠的希臘優格時就可能發生這種情況），不妨在準備食用前加些蘋果汁再攪拌一下。

巴西莓果碗

準備材料（一人份）

- 一百克冷凍巴西莓（açaí）果泥包（有些超市和健康食品店會賣）。
- 半根香蕉。
- 少許的堅果奶或動物奶（例如牛奶或羊奶）。
- 一團希臘優格。
- 一茶匙花生醬。

- 一把切碎的核桃。
- 一把低糖格蘭諾拉麥片（granola）。
- 少許可可碎豆。
- 一顆奇異果，去皮並切片。

將巴西莓果泥包（依舊是冰的）倒進強力攪拌機中，再放進半根香蕉增加甜味，並且加入少量你挑選的奶類讓混合物變得更稀鬆，最後把這些食材打散成漂亮的紫色泥團！

將泥團倒入一個大碗，然後加點花樣，倒進一團希臘優格和花生醬，接著在上面撒上核桃、格蘭諾拉麥片、可可碎豆和一排切好的奇異果，然後即可享用。

當然這道菜你可以自行選擇要在早餐、午餐或晚餐享用，隨你喜歡。

覆盆子和開心果絲滑粥

我曾經和幾位五星級旅館的廚師合作，親眼目睹這些大廚如何激烈爭論，粥應該煮幾分鐘才會絲滑爽口、稠度一致。最終的答案是四十分鐘！他們認為粥必須喝起來口感「絲滑」（silky）。尤其當你嚐過稠度一致的粥品，體會過那種的爽口感以後，便再也吃不下火候不到的粥。

你可以把燕麥倒進水中，用微波爐加熱幾分鐘（給你噓聲加倒下指大拇指），也可以用小火煨煮四十分鐘（給你讚爆加豎起大拇指）。如果你習慣晚點吃早餐來延長斷食時間，也許花個四十分鐘煮東西恰到好處！當你真的肚子餓，並準備開始你的十小時進食，吃下第一口這樣煨煮的粥品，鐵定會感到一切辛苦都值得！我有時候也會用電鍋來煮，因為電鍋比燉鍋更容易清洗。

準備材料（一人份）

- 每人三十克（三分之一杯）燕麥。

- 兩百四十毫升（一杯）水（沒錯，要加水，因為使用牛奶可能煮的時候會凝結。如果你喜歡奶味，要吃的時候可以隨時加一點奶）。
- 一小撮海鹽。
- 零星切碎的開心果（價格昂貴但非常美味；只需要一大匙，吃起來便更有飽足感）。
- 一團覆盆子醬（覆盆子和開心果合起來味道非常棒）。

將燕麥、水和少許海鹽放入燉鍋，把它煮沸，然後關小火，稍微傾斜鍋蓋來燉煮（讓蒸氣在煮的時候冒出來）四十分鐘。如果你有慢燉鍋（slow cooker）或電鍋，可以按照說明來操作。煮好以後，把火關掉，再把燕麥粥倒進碗中；最後在上面撒上開心果、覆盆子醬和一些牛奶即可享用。

抗氧化英式早餐

英式早餐給人的印象非常糟糕，然而加入一些美味的植物，例如小番茄、蘑菇、櫛瓜、黑豆和芝麻葉，便可攝取大量抗氧化劑來抵消培根中的硝酸鹽（nitrate）[5]。

準備材料（兩人份）

- 四片煙燻培根（streaky bacon）或義式培根／鹹肉（pancetta）。
- 少許特級冷壓橄欖油（富含多酚，可避免橄欖油加熱時被破壞）。
- 一大把小番茄，切半。
- 每人一把你喜愛的蘑菇，切片。

5 硝酸鹽和食鹽混合可成為醃肉的醃汁，常用於醃製培根、香腸或臘肉。如果你總是很少吃蔬菜，攝取大量硝酸鹽恐提高致癌風險。

● 一條櫛瓜，切頭去尾。
● 少量海鹽和現磨胡椒粉。
● 兩顆攪打好的蛋。
● 兩百克罐裝黑豆配辣椒醬（我喜歡 Biona 品牌的）。
● 一把洗淨的芝麻葉，當作沙拉（依喜好）。

料理步驟

1. 瓦斯爐開中火，以平底鍋把培根煎到酥脆（或者你喜歡的程度！），然後將培根移到盤子上。當你煮其他的食材時，把培根放進烤箱以低溫保溫。如果有需要，可以在平底鍋上倒一點點特級冷壓橄欖油，讓油伴隨煎培根時逼出的脂肪。
2. 將小番茄倒在平底鍋的一側嫩煎，另一側則用來嫩煎蘑菇，直到這兩樣食材都變軟並略微收縮（若有必要，可再加一點油）。把它們放進烤箱，和培根一起保溫。
3. 櫛瓜切成細條狀，然後倒進平底鍋，用剩餘的油來嫩煎，如果需要的話，可再加一小滴油。拌一到兩分鐘，直到櫛瓜煮熟。撒上一些鹽和胡椒。

4. 再將攪打好的蛋澆到櫛瓜上，不停攪拌，直到雞蛋開始凝固，然後把它們從火上移開，並適當加入調味料。

5. 接著再用微波爐加熱或用平底鍋炒黑豆幾分鐘，並把雞蛋、櫛瓜和黑豆倒進從烤箱拿出的盤子上，和其他先前準備好的食材混合，然後一起享用。

豐盛的主食

慢烤雞配蘋果

準備材料（四人份）

- 一隻中型雞。
- 一顆蘋果。
- 兩大湯匙特級冷壓橄欖油。
- 兩茶匙海鹽。
- 兩茶匙乾的奧勒岡葉（oregano）。
- 檸檬皮，切碎。
- 兩瓣蒜頭，去皮並壓碎。

料理步驟

1. 清除雞的內臟，將整顆蘋果塞進雞腔內，蘋果不必削皮或去核，接著把雞放在烤盤上。蘋果在烤雞肉時就會煮熟，甜汁會滲進雞肉內，使雞肉味道鮮美且不會太乾。
2. 將橄欖油倒入杯子，並且把鹽、奧勒岡葉、檸檬皮和蒜頭都加進去。再將混合調味料倒在雞肉上，按摩雞肉，讓調味料滲進皮膚，別忘了也要讓調味料滲到雞腿、雞翅和腹部。
3. 將雞肉放進烤箱，把溫度調到一百五十度，烤二小時。是的，你沒看錯，準備這道菜超級費時。只要你根據上述步驟，烤好的雞肉應該裡頭多汁，外頭酥脆。
4. 上菜前約十五分鐘，把雞肉從烤箱取出，在上面蓋上一層錫箔紙來保溫，讓雞肉去「放鬆」，如此一來，雞肉就會變軟，並且跟骨頭分離。
5. 將關節切成小塊，並將盤中的汁液（不必再準備肉汁）倒在每份雞肉上即可食用。

後腿培根佐芥末醬

準備材料（如果搭配很多蔬菜，可供四人食用）

- 七百五十克後腿培根（gammon）。
- 一百克法式芥末醬。
- 一大匙德麥拉拉蔗糖／金砂糖（demerara sugar）。
- 一杯（四分之一公升）蘋果汁。

料理步驟

1. 將後腿培根堅硬外皮切掉，露出底下白色的肥肉。用鋒利的刀子在肥肉上畫一個十字形圖案（這樣會切出細紋，讓肉得以吸收芥末醬和糖，然後在烤箱中形成一層漂亮的硬皮）。
2. 把芥末醬和糖塗滿整塊後腿培根，尤其要把它們壓進肥肉的一側。
3. 拿一張大的錫箔紙，把紙鋪在烤盤上，讓紙鋪蓋整個烤盤。

4. 將後腿培根放在烤盤中，淋上蘋果汁，然後拉起錫箔紙頂端，使其完全包裹後腿培根，肉會浸在蘋果汁中。待會烤的時候，蘋果汁就會滲入肉裡頭。
5. 把後腿培根放進烤箱，把溫度調到一百六十度，烤一小時。
6. 一小時過後，解開錫箔紙，把它折回到邊緣，然後將烤箱溫度調高到兩百二十五度，要讓肥肉那一面朝上，烤十五分鐘，讓肥肉變脆。
7. 把肉從烤箱中取出，讓肉「休息」幾分鐘，這樣可以讓肉質更嫩。
8. 把肉切成薄片，然後在每片肉上澆一些鹹的芥末蘋果汁。

另外我想要特別提醒，請確實檢查肉是否完全煮熟，畢竟吃生豬肉並不安全。

開胃菜

你可以做下面的配菜跟前面烤好的肉片一起享用：

世界上最好吃的脆皮馬鈴薯

準備材料

● 七百五十克梅莉斯吹笛手、愛德華國王或賽普勒斯馬鈴薯（或任何具有特殊名稱的馬鈴薯，不要用所謂的白馬鈴薯，這些可在超市買到馬鈴薯幾乎沒有任何味道）。

● 真正的無鹽奶油（unsalted butter）。目前有很多品牌的普通奶油，但不要使用那些混合便宜工業填充劑的奶油，許多現成可直接塗抹的軟化奶油都加了這種填充劑。

● 海鹽。

● 大量現磨黑胡椒。

料理步驟

1. 將馬鈴薯去皮並切成小塊。

2. 將馬鈴薯塊放進燉鍋，加入一茶匙海鹽，然後添水覆蓋。等到水煮開以後，把火調小來煨煮。
3. 至少讓馬鈴薯煨煮十分鐘，等到它們外表變軟但裡頭仍是硬的（可以用叉子測試）而且還沒散開的時候，把它們撈起瀝乾。
4. 瀝乾以後，把馬鈴薯塊放回鍋中，上頭放上奶油，直到奶油覆蓋它們，蓋上鍋蓋。如此一來，馬鈴薯的外皮才會蓬鬆和粗糙，這樣它們才會真正變得酥脆！
5. 將馬鈴薯塊放在烤盤上，撒上海鹽和大量黑胡椒。放進烤箱，把溫度調到兩百二十度，大約烤半個小時，直到馬鈴薯的邊緣變脆。
6. 立即享用。（你可能得讓客人和家人喝杯葡萄酒來平息緊張的氣氛——這些馬鈴薯酥脆爽口，大家可能會搶得面紅耳赤！）

最簡單的托盤烤蔬菜

我會為了做這道菜特別跑去超市，在蔬果區買了一包專門用來做燉菜的蔬菜。這包蔬菜非常便宜，有洋蔥、韭蔥（leek）以及蕪菁甘藍（swede）、胡蘿蔔和防風草根（parsnip，又名歐洲蘿蔔）之類的根菜（root vegetable）。

準備材料

- 根菜混合包（也可以自行購買上述的食材即可）。
- 四大匙特級冷壓橄欖油。
- 少許海鹽和一些現磨黑胡椒。

料理步驟

1. 將洋蔥去皮並切成小塊。
2. 將韭蔥去頭切尾，切成三公分厚的切片。

3. 將根菜去皮並切塊。

4. 將所有蔬菜撒在一個大烤盤上，淋上橄欖油和調味料。

5. 放進烤箱，把溫度調到兩百度，大約烤四十分鐘，烤到一半時把烤盤取出，搖一下所有的蔬菜。

6. 蔬菜中央稍脆且柔軟時（可用叉子測試），即可享用。

胡蘿蔔、甘藷和脆韭蔥切片混合菜餚

準備材料

- 兩根胡蘿蔔。
- 一顆大甘藷。
- 一個大韭菜。
- 四大匙特級冷壓橄欖油。

● 少許海鹽和大量現磨黑胡椒。

料理步驟

1. 洗淨韭蔥，切掉堅硬的那一端。先把韭蔥切成三段，再縱向切成薄片。
2. 洗淨胡蘿蔔，切掉堅硬的兩端，把它切成薄片。
3. 將甘藷去皮並切成薄片。
4. 將所有蔬菜放在烤盤上，淋上橄欖油，然後撒上海鹽和現磨黑胡椒粉。
5. 將烤盤放進烤箱，把溫度調到兩百度，大約烤三十到四十分鐘，直到胡蘿蔔和甘藷等橘色蔬菜都烤熟，韭蔥也變得有點酥脆。

西班牙辣香腸佐時蔬

食材非常豐盛，最適合寒冷的冬夜時享用。這道托盤烘烤的料理馬上便可準備好，你也可以在烹飪時做別的事情。

準備材料（四人份）

- 將六根大的西班牙辣香腸（總計約四百克）切成大塊（大概每條切成四塊）。
- 一顆茴香（fennel），去頭切尾，切成八等分。
- 一顆甘藷，去皮切片。
- 一顆白洋蔥（如果找不到西班牙白甜洋蔥，使用常見的黃洋蔥即可），去皮切成八等分。
- 四百克皇帝豆。
- 少許煙燻甜紅椒粉。
- 少許海鹽和現磨黑胡椒。
- 少量特級冷壓橄欖油。

料理步驟

1. 將西班牙辣香腸、茴香、甘藷、洋蔥和皇帝豆散置於一個大烤盤上，用煙燻甜紅椒粉、鹽和黑胡椒調味，然後澆上一些橄欖油。

2. 將烤盤放進烤箱，把溫度調到兩百度，烤四十分鐘。甘藷要熟透，茴香要變軟，洋溢橙色甜紅椒粉的味道，香腸的油也要滲出來。

3. 倒進碗裡享用。（要用一把湯匙以及一付刀叉才能盛住所有的醬汁！）

哈里薩辣醬馬鈴薯配哈羅米乾酪和綠橄欖

準備材料（兩人份）

- 一顆大馬鈴薯，留皮，洗淨後切成小塊。
- 一大匙哈里薩辣醬（harissa paste）[6]。
- 一顆紅甜椒（red pepper），去核並切成薄片。
- 一顆大紅洋蔥，去皮切成八等分。
- 十顆去核大綠橄欖，切成兩半。
- 六瓣蒜頭，保留蒜皮以免燒焦（吃這道菜時可用叉子將蒜肉推出）。

- 兩百二十五克哈羅米起司（halloumi），切成八片。
- 少許鹽膚木果（sumac，這是一種中東香料，氣味刺鼻但口感溫和，如今很容易在超市買到）。
- 少許海鹽。
- 四大匙特級冷壓橄欖油
- 少許用來佐餐的鷹嘴豆泥（hummus）（依喜好）。

料理步驟

1. 將馬鈴薯塊倒入碗中，加入哈里薩辣醬，攪拌均勻，讓馬鈴薯都均勻沾上辣醬，最後把它們散置於一個大烤盤上。
2. 加入紅甜椒、洋蔥、橄欖和蒜頭，然後在上面零星鋪上切片的哈羅米乾酪。
3. 將鹽膚木果和海鹽撒在混合物上，然後替烤盤上的每項食材都澆點橄欖油。
4. 將烤盤放進烤箱，把溫度調到兩百二十五度，大約烤四十五分鐘，或直到馬

6 產自突尼西亞的辣椒醬，用辣椒、蒜頭、小茴香、胡荽和橄欖油調製，辛辣而芳香。

鈴薯和蔬菜煮熟透，而且哈羅米乾酪變得酥脆。（烤好前十分鐘，輕輕攪拌一下混合物。）

5. 取出烤盤。如果喜歡的話，不妨挖一匙鷹嘴豆泥放旁邊來佐餐。

讓你在斷食期間充滿活力的飲料

- 冰草本茶。請確認它們是否含有一卡路里（或更少）的熱量，因為某些草本茶的熱量較高。
- 你喜歡的熱草本茶（我喜歡 Wise Owl 的產品，因為這個牌子有多種茶品，口味也很多）。
- 含咖啡因的飲料，好比純咖啡、紅茶、白茶和綠茶。在早上仍要斷食期間喝這些茶很不錯（但別在下午喝，免得晚上睡不好）。
- 放入新鮮草本植物的水，例如薄荷水。

每天要攝取多少蛋白質？

將你的體重（以公斤為單位）乘以〇．七五克，便是要攝取的蛋白質重量（來源：英國食品標準局〔Food Standards Agency〕）。舉例而言，如果你的體重是七十公斤，那麼建議你每天攝取五十二克的蛋白質。

每頓飯中的蛋白質很重要，可以讓我們有飽足感，因為消化蛋白質比消化其他食物更慢。如果我們吃飽了，就不太可能會不停吃零嘴！我們還需要蛋白質去建構皮膚、組織、肌肉和骨骼，以及提振我們的心智能力[7]。它也是建構身體組織、荷爾蒙（化學傳訊者）和大腦神經傳遞質（neurotransmitter）的基礎，有助於穩定我們的情緒並幫助我們入睡。

蛋白質更有助於減肥，因為身體燃燒蛋白質時會比分解其他食物類別產生更多的熱量。我們要耗費能量去分解蛋白質，這項過程稱為生熱作用（thermogenesis）。蛋白質經常被人忽略，而且常常淹沒於其他食物類別的誇張渲染中，所以請各位多注

7 蛋白質中的酪胺酸能促進身體分泌多巴胺和正腎上腺素，讓人思考敏銳以及反應靈活。

意它。

若你飽受壓力時，也請儘量攝取更多的蛋白質。體內的所有荷爾蒙，包括腎上腺素（adrenaline）和皮質醇（cortisol）等壓力激素，都是由蛋白質製成。因此，如果你感到緊張，可能會消耗很多的蛋白質。

各種食物中含有多少蛋白質？

下面列出常見的蛋白質食品，供你快速評估其中的蛋白質含量。我認為在本書強調蛋白質很重要，這樣便會讓你多攝取一些蛋白質，晚上睡覺之前才不會肚子餓。一天的最後一餐如果有吃飽，晚上斷食十四個小時的期間就會舒服很多，而且也更能堅持下去。

右邊的數字表示食物的蛋白質含量。有時候只要在沙拉或粥品中多加一把種子，或吃烤蔬菜時搭配幾片起司，吃完餐點後就會感到很飽足，就能有很大的差別。

堅果和種子

份量	食物	蛋白質含量（以克計算）
155克	亞麻籽	8
170克	奇亞籽	5
100克	杏仁	5
135克	腰果	6
110克	亞麻籽、南瓜籽和芝麻混合物	7

奶類

份量	食物	蛋白質含量（以克計算）
200毫升	堅果奶	2
200毫升	豆漿	6
200毫升	牛奶	7

大豆

份量	食物	蛋白質含量（以克計算）
166克／1杯	天貝（tempeh，印尼爪哇的發酵食品）	31
150克／¾杯	嫩豆腐	11

豆類和豆莢類（罐裝，煮熟）

份量	食物	蛋白質含量（以克計算）
400克	鷹嘴豆（chickpea）	18
400克	菜豆（Kidney bean）	18
400克	茄汁焗豆	18
400克	黑豆	15
400克	綠扁豆	14

優格、起司、雞蛋

份量	食物	蛋白質含量 (以克計算)
200毫升	牛奶克菲爾	10
150克	希臘優格	15
240毫升	椰子汁克菲爾	3
28克	巴美起司	11
65克	切達起司	16
100克	哈羅米乾酪	22
50克	羊奶起司(Goat' s cheese)	9
1顆	雞蛋	7

魚類和海鮮

份量	食物	蛋白質含量 (以克計算)
200克	鱈魚	46
100克	明蝦(prawn)	24
100克	煙燻鮭魚	18
200克	煙燻黑線鱈(haddock)	50
100克	沙丁魚罐頭	24

肉類

份量	食物	蛋白質含量（以克計算）
200克	雞胸肉	54
200克	鴨胸肉	49
200克	牛肉	52
200克	羊肉	50
1片	中型火腿	9

一些富含蛋白質的植物

份量	食物	蛋白質含量（以克計算）
130克	綠豌豆	4
30克	蘑菇	2
180克	煮熟的藜麥	8

備餐小祕訣

將檸檬切成小塊，把它們放入袋中，然後放到冰箱冷凍。當你要用檸檬的時候，可以用熱水去澆它們。我還會直接將冰凍的檸檬塊放到一杯水中，有時候這樣喝起水來會更有口感。

冷凍食品日漸多樣，也越來越讓人驚艷，許多冷凍的蔬菜和水果都還能保存它們的植物化學物質和纖維。我最近愛上的冷凍食品有甘藷片、紅石榴和烤花椰菜薯餅（cauliflower hash brown）。如果你有一段時間沒去逛超市的冷凍蔬菜和水果區，不妨找個時間去看看。不買新鮮蔬果，而是購買冷凍蔬果（例如漿果和香料），可能比較不會浪費食物，而且冷凍的蔬果通常也比新鮮的便宜。

將一大團「鮮活的」普通優格或牛奶克菲爾加入任何餐點，或者把一團墨西哥辣椒醬或任何你喜歡的辣椒醬拌入食物，都可以讓餐點嚐起來更有味道。你可以添加你喜歡的烤蔬菜，或者將一些吃剩的肉、低溫烹調（cold poached）的魚還是沙拉加到午餐便當中。

櫥櫃要備妥罐頭，這樣才能快速準備好食物。有了各種豆類和豆莢（從扁豆、黑豆到皇帝豆），幾分鐘便可做好營養豐富的餐點，讓你飽食一頓。你甚至可以將扁豆或皇帝豆攪拌到買來的湯品，使其內容更豐富並增加蛋白質含量。你也可以用魚罐頭來快速做好一頓餐點。

要讓便餐變得更美味，關鍵在於冰箱要有好的調味料和醃泡汁／醃漬調料（marinade）[8]。將美味的番茄酸辣醬（chutney）[9]搭配起司，味道會更棒。解凍的白鮭（white fish）[10]在燒烤前抹一層哈里薩辣醬，就會讓人食指大動。我最近愛上的調味料是土耳其乾甜椒片，稱為土耳其紅辣椒（Pul Biber）。任何餐點都可加這種辣椒，不但配色較佳，吃起來還更刺激。只要將土耳其紅辣椒和一些檸檬汁與海鹽加到蔬菜上頭，即便像清蒸花椰菜那樣清淡的食材都能變得美味十足。

話雖如此，你也不必花全部精力去關注香料和調味品。我發現將黑胡椒研磨到平淡的菜餚上（例如馬鈴薯豆或根菜湯），嚐起來真的很美味。無論你是喜歡吃醬菜配芥末和起司，或者吃煙燻鯖魚配辣根（horseradish）[11]，還是吃沙拉時配日式芥末，備妥這些調味料，就能更方便替食物提味。將這些調味品添加到自家做的餐點，味道會完全不一樣，許多調味料也色澤鮮艷，富含植物化學物質和纖維，而這兩種物質都有益於健康。

8 用葡萄酒、醋、香草和香料等製成，烹調魚類或肉類前先澆在食材上，便可提味或讓肉質更鮮嫩。

9 用水果、香料、糖、醋等調製的佐料，味道極濃。

10 產於北美的湖泊溪流，油脂含量高，肉質細密，味道溫和，呈白色。

11 原產於歐洲東部的古老辛香料，如今已流行於歐美各地。

CHAPTER 7

14/10斷食常見問題 Q&A

只要做好準備，就能獲得信心並取得更好的成效。要改變飲食習慣，就要去實踐並掌握箇中訣竅。

只要自己嘗試幾個星期，就能找出最適合自己的時段，在最符合個人生理狀況下進食來獲得想要的結果。你很快就能找出哪些事情會破壞你的飲食計畫，然後就能思索解決方法。

Q 是否要改變飲食才能看到效果？

在十小時的進食時段內可以盡量吃東西，而要吃什麼取決於你自己。但我會建議你不要「一直」吃東西，因為拉長餐與餐之間的間隔更有助於減肥。

這項瘦身法是要你遵守進食時段來取得良好效果。你自己決定想吃什麼。重點是**專注於最佳用餐時間**，讓你可以保持日常飲食，又能減輕體重。當然，吃更健康的食物，效果會更好，但所有參與研究的人都沒有改變自己「吃什麼」，只有調整「何時」進食，而這些人都獲得了成效。

話雖如此，我還是會建議各位盡量吃未經加工的食物，並且多吃各種新鮮蔬果，無論你是吃葷食、鍋邊素，或不禁忌魚類的海鮮素（pescatarian）或嚴格素食者（vegan），這樣都能有益健康。

Q 如果已經在執行某種飲食原則怎麼辦？

本瘦身法的好處是你**可以將新的進食時段套用到其他的瘦身方法**。如果你已經遵循嚴格素食、一般素食、舊石器時代減肥法[1]（Paleo diet）、生酮飲食（ketogenic diet）或地中海飲食（Mediterranean diet）的食譜，依舊可以運用14/10斷食減重計畫的原則。

Q 隨意吃自己喜歡的東西也能有效果嗎？

如果你本來就習慣吃些零食或點心，可以不用強迫自己去改變習慣。然而，如果你本來就不常吃這些，我會建議你開始不要選擇吃這些食物比較好。

儘管在相關的研究中，受試驗者的飲食習慣在執行14/10斷食減重計畫的前後都一樣。然而在我的臨床實驗中，許多人都會趁著調整進食時段來提高飲食質量，以便讓效果更加顯著。盡量維持適當的飲食（每天兩到三頓），不要整天一直吃東

1 仿照陳舊的飲食習慣，只吃蔬果瘦肉，不吃加工食品或甜食。

西，以免破壞體內許多新陳代謝機制。

例如在兩餐之間喝含糖飲料（包括含糖的茶），都算是在飲食。喝茶時不要加糖和牛奶，這樣就不算在吃點心。德國人喝紅茶時通常是不加牛奶的，紅茶配牛奶是英國人的習慣。一旦習慣單純只喝紅茶，就會感覺它很美味，讓人恢復活力，為何不趁這時嘗試一下呢？

Q

執行斷食期間應該限制食量嗎？

你要滿足自己的胃口，盡量讓自己吃飽，然後停下來。許多人發現，**執行14/10斷食減重計畫一週以後，就可以更清楚感受飢餓荷爾蒙**（讓身體感到飽足或飢餓的物質）發出的信號。

如果你照以前習慣進食或改善膳食品質，可能會減輕體重；然而，假使你食量加倍，就很難見到效果。研究人員總是要參與者繼續吃習慣吃的東西，而多數人只要在晚上六點或八點以後斷食，每天的卡路里攝取量就會減少百分之二十，這可能是因為他們比較沒有機會去喝酒和吃甜食。他們還會發現自己的健康指標也一併有所改善，而且提早斷食反而更不會感到飢餓——順帶一提，他們並沒有改變正常的食量。

Q 斷食期間可以吃東西或喝飲料嗎？

在十小時進食時段以外吃東西或喝飲料（除了水、某些草本茶、紅茶和咖啡），都算是中斷進食。如果你在早上七點喝了一杯茶，喝茶時加了些許牛奶，就算打破了斷食。或者，如果你在晚上九點喝了一口酒或吃了一小口別人的爆米花，你就沒有開始斷食。

請記住，在十二到十四個小時的空腹狀態下，身體會啟動許多讓這項瘦身法有效的機制，所以你一定要嚴格遵守進食時段！只要你在進食時段以外的時間吃東西或喝飲料，就不可能獲得百分之百的成效！

Q 斷食時段可以喝紅茶和咖啡嗎？

嚴格來說是可以的。對於某些人來說，喝這兩種飲料就可以在不吃東西的情況下熬過清晨的斷食時段。然而，對於另一批人來說，純咖啡或紅茶都含咖啡因，可能會刺激壓力荷爾蒙皮質醇，若在空腹時飲用反而會使他們處在壓力特別大的環境下，如此一來減肥就更加困難。看你是屬於哪一類的人，再決定斷食期間是否要喝咖啡／紅茶，或是選擇飲用不含咖啡因的草本茶來替代，以便獲得最佳的減肥效果。對於某些人來說，喝純咖啡和紅茶沒有任何問題，但對於另一群人來說，早晨喝草本茶效果更好。各位不妨親身試驗一下。

Q 早上什麼時候該結束斷食？

你可以根據自己最容易辦到的時段訂定飲食時間表。例如，假使你早上從未感到飢餓，那就不要吃早餐，讓白天上午晚一點再開始十小時的飲食時段。對於許多人而言，遵循「14／10斷食減重計畫」就是晚一點吃早餐（如果他們不習慣吃早餐，就是跳過早餐）以及早一點吃晚餐。

Q 在十小時的進食時段應該吃幾餐？

你可以在十小時的用餐時段中吃兩頓或三頓飯。如果有需要，你可以準備點心零食，但不要一直不停吃東西。

有些人會在週間一日吃三餐，週末比較晚起，則改吃兩餐。選擇最適合你生活習慣的用餐方法，某些人每天吃兩頓飯，中間則會吃點心。有些人會吃兩頓主餐，有些人則吃三頓。好消息是，只要你能夠在晚上八點以前吃完東西，就可以在十小時的期間內隨意規劃飲食方式。自我試驗去找出適合身體狀況的正確飲食習慣。

如上一章所述，我堅信只要做好準備，就能獲得信心並取得更好的成效。我認為**要改變飲食習慣，就要去實踐並掌握箇中訣竅**。去檢視你的飲食日誌，思考能否先調整一頓主餐——例如，能不能不吃早餐，只喝紅茶撐到午餐時間，或者等到早上十點才去吃早餐？又或者，也許你喜歡吃早餐和午餐，所以可能會決定把它們當作兩頓主餐，並且在下午五點只吃點東西果腹，然後在其餘時間停止進食。

你可能需要隨身攜帶我建議的其中一種奶昔，以便在外出的時候可以當作早餐或下午五點的營養輕食，或者你是在家工作，可以立即享用這種奶昔。你可能會發現，吃了豐盛的早餐和午餐以後，你一整天就不必再吃任何食物，而且越早吃完最後一餐越容易減重。

Q 該執行時段較早或時段較晚的TRE？

早起的人遵循時段較早的TRE通常可以獲得最佳的效果，而夜貓子則更適合採用時段較晚的TRE。然而，沒有足夠的證據可以斷言這點，所以我會建議你自己去嘗試。以我自己為例，我若在早上八點到下午六點之間進食（稱為時段較早的TRE），就能夠減輕體重。這對我來說很有效，因為我在一天較早的時間會最有活力。但假使我在上午十點到晚上八點（時段較晚的TRE）之間進食，我卻不會獲得相同的效果。

當然，不是每個人都是這樣，所以你要自己嘗試幾個星期，找出最適合自己的時段，在最符合個人生理狀況下進食來獲得想要的結果。你很快就能找出哪些事情會破壞你的飲食計畫，接著便能思索解決方法。

什麼時候應該吃最豐盛的主餐才能減肥呢？對於某些人來說，早點吃主餐比晚點吃飯能減更多的體重。這是因為早點進食與人體的晝夜節律一致（晝夜節律就是體內時鐘，受光照和飲食控制，它會觸發許多機制，讓人在白天的工作效率最佳）。

與消化和代謝相關的許多酵素會在一天的特定時間起作用。我們身處於現代社會，從早到晚一直受到美食誘惑，所以當我們身體無法適當消化食物的時候，我們還在拚命把食物塞進肚子，體內的許多系統（包括荷爾蒙、新陳代謝和心臟功能）就會感到混亂且運作失序。

Q 能減輕多少體重？

與我一起執行14/10斷食減重計畫的個案不會餓著也不用去計算卡路里，每個禮拜通常可以減重大約〇．四五公斤。對於身體質量指數（Body Mass Index，簡稱BMI）超過二十五，即被歸類於超重和肥胖的人來說，能減輕的體重會更多。

在TRE研究中，飲食的實際含量就算沒有改變，參與者在四個月後最多減少了百分之五的體重，或者在三個月後至少減少了百分之三的體重。在我的實驗中，我的顧客往往能減得更多，因為我們還會斷絕人工甜味劑和糖等加工食品，這些東西會破壞腸道細菌（微生物群系），導致新陳代謝改變和暴飲暴食。

Q 應該如何追蹤自己的體重和身體組成？

我會建議各位在計畫開始時，先量自己的體重並測量腰圍。每天早上一起床，就在同一個時間用同一個體重機去量體重（最好裸身上秤）。請各位要了解，體重會受月經週期（如果你是女性）、保水性（water retention，如果你剛上過大號），運動以及你補充了多少水分等因素所影響。用家裡的體重機（即便是數位體重機）所量出的體重都是粗估數值。

多久該量一次體重？我認為次數越少越好。我與很多人合作過，他們不停量體重來督促自己。「14/10斷食減重計畫」是溫和且循序漸進的減肥方式，也是翻轉你整個生活習慣的計畫。能減輕多少體重因人而異，也會根據個人的體質，體重會在三個月的不同時段加速或減緩下降的幅度。

我比較喜歡量腰圍，但我最多每兩週量一次。因為量腰圍比較不嚴苛，也能更準確地評估進展程度，而且減重以後，腰圍（人體器官周圍的脂肪）就會變小而有益於健康。

此外，如果你想查看自己肌肉量的進展情況（早餐前做運動而鍛鍊出來的肌肉！），不妨用手機給自己拍幾張照片，然後逐月進行比較。

Q 必須社交或參加慶祝活動後，該如何回到正軌？

難免會這樣，別對自己太嚴苛！從你晚上吃下的最後一口卡路里開始向後推算十四個小時，隔天晚點再吃東西。例如，如果你在晚上十點喝下最後一口酒，則要十四個小時以後，也就是大概第二天中午才能開始再攝取卡路里。然後試著在當天下午六點至晚上八點之間吃完當天的飲食。

基本上，你就是當天要在六到八個小時的時段內進食，然後隔天又可以恢復成十個小時的節奏。假使你每兩週會有一天脫離正軌，如此斷食三個月以後，應該可以達到減肥的目標，身體也會更健康。

Q 剛開始很容易餓，要怎麼熬過呢？

你可以在一天的最後一餐參考第六章食物中的蛋白質含量，選擇吃富含蛋白質的食物（此時大概要攝取二十克蛋白質），這樣晚些時候就不會感到飢餓，因為胃可能需要四到五個小時才能分解蛋白質。

你將不必在斷食的三個月之中，每天晚餐都要吃二十克蛋白質的食物，但是我從客戶的經驗中了解到，斷食初期人體的飢餓荷爾蒙會逐漸找到平衡，此時多吃蛋白質可以感到更為飽足。

飢餓荷爾蒙平衡以後（通常每晚斷食十四個小時，持續一個禮拜左右會出現這種情況），你就會更快感到飽足，也會更慢才出現飢餓感。

以下是先前食譜的餐點示例，可以讓你晚上不那麼飢餓：

焗豆配吐司佐英國黑醋和切達起司

從兩百克焗豆中攝取九克蛋白質。

從六十五克磨成細絲狀的切達起司攝取十六克蛋白質。

總計二十五克蛋白質。

沙丁魚配吐司佐烤紅辣椒

從一百克沙丁魚罐頭攝取二十四克蛋白質。

總計二十四克蛋白質。

哈里薩辣醬馬鈴薯配哈羅米乾酪和綠橄欖

從四片哈羅米乾酪（一百克，大約半塊）攝取二十二克蛋白質。

總計二十二克蛋白質。

本書食譜沒有嚴格指明份量，是因為我希望你可以依據你自己的狀態，自行去判斷能飽足的分量。而第六章的表格是我將食物視覺化，希望可以方便讓各位知道，吃哪些食物比較有飽足感，方便從中做出選擇。我之所以謹慎看待食物份量和重量，原因是根據我的臨床經驗，對食物稱重和測量食物大小可能會導至滑坡效應（slippery slope）[2]，讓人感到壓力，並且可能引發所謂的「迴避／限制性食物攝入障礙」（Avoidant Restrictive Food Intake Disorder，簡稱 ARFID）。

每個人高矮胖瘦不同，營養需求自然不同，因此要攝取多少食物或蛋白質，只能自己決定。二十克蛋白質只是粗略的標準，對於身高一百五十幾公分且久坐的女性來說可能足夠，但你若是身高一百八十幾公分，又經常去健身房健身，這種分量的補充就不夠。

請各位去真正享受美食，聆聽吃飽時身體發出的訊號，以及確實滿足個人的情況和需求。然而，剛開始執行瘦身計畫時，最好在每天的最後一餐吃些富含蛋白質美食，這樣晚上就不會翻冰箱找東西充飢。

若想知道該如何做，請回頭翻閱第四章——當你要試著習慣晚上不吃零食時，重新回顧你的前十大做法，再看看你寫下的前六大不進食便可放鬆心情的方法。

Q 在十四個小時斷食期間可以嚼口香糖嗎？

多數的口香糖含有某種前面提到的糖（因此最好不要在斷食期間嚼食）或人工甜味劑（例如阿斯巴甜、蔗糖素和糖精〔saccharine〕）。科學界對零卡路里的人工甜味劑爭議不斷。有人擔心這些東西會欺騙大腦，讓大腦誤以為身體攝取了糖分，因此產生胰島素，讓脂肪囤積在體內。另外在老鼠的研究中，某些這類人工甜味劑確實會破壞微生物群系（另一種控制新陳代謝的器官）。所以我認為在了解更多的訊息以前，我還是不建議於斷食期間嚼食口香糖。

Q 斷食期間可以在咖啡或茶中加甜菊（stevia）嗎？

雖然零卡路里的甜味劑甜菊是來自於天然植物，但它也引起了爭議，有人擔心它會欺騙大腦以為身體攝取了糖分，因此可能會導致脂肪囤積。我們需要觀察後續幾年對甜菊的研究結果。在此之前，不要在十四小時的斷食期間內攝取這種東西。

2 指壞情況或惡習一旦開始，情況就很可能日漸嚴重。

Q 斷食期間喝咖啡或茶時可以加堅果奶嗎？

即使堅果奶的熱量不高，最好還是避免食用，因為我們不知道這樣會不會破壞斷食，從而影響瘦身成效。在允許受試驗者喝茶和咖啡的ＴＲＥ研究中，堅果奶被禁止飲用。在一些研究中，受測對象在斷食期只能喝水或服用處方藥。

Q 某些茶含有一卡路里的熱量，斷食期間是否不能飲用？

某些卡路里計算程式確實將紅茶標為含有一卡路里的熱量，但是在ＴＲＥ試驗中，紅茶是可以飲用的，所以我會在斷食期間內喝紅茶。我的顧客會在斷食期間喝綠茶、白茶（咖啡因含量比紅茶低）、薑茶、茴香茶、薄荷茶和洋甘菊茶，一切都沒有問題。

然而，我倒是比較擔心在斷食期間喝水果茶。某些水果茶一份含有一卡路里的熱量，有些則高達一百卡路里。結論是如果要喝茶的話，茶的熱量不要超過一卡路里，請謹慎選擇茶的種類。

Q 該吃早餐嗎？

這完全看你自己。如果你喜歡吃早餐，而且早上會感到飢餓，就請你享用早餐。如果你早上要到很晚才會肚子餓，可能每天吃兩餐更好。這沒有死板的規定。

Q 如果我在睡前吃少量食物，好比剩菜剩飯，這樣是否仍有成效？

我還是建議你最好在主餐時盡量吃飽，我會建議你將剩菜剩飯收好，或是乾脆放進堆肥箱裡，把盤子洗乾淨，好好刷牙——無論做什麼都好，免得你忍不住去吃它們！我知道把剩菜丟掉很讓人懊惱，但我們吃剩菜剩飯，經常只是因為我們不想浪費食物，而不是我們需要吃東西或肚子還餓。

許多人也會為了取悅他人而吃超過自己能接受的份量，例如取悅掌廚者或是邀請你參加宴席的主人。你可以在外出時少準備點食物，或外帶時不要點這麼多，這樣可能就可以吃到更合適的份量，也不會因此浪費食物。

Q 斷食越久，效果會更顯著嗎？

我試過讓客戶執行十六小時的斷食，進食八小時，而這也是有效的，但根據我的經驗和某些研究成果，斷食越久，效果似乎不一定更好。研究人員如今著眼於**十四小時的斷食法是因為它更容易辦到，對身體也更溫和，而且更容易長期融入生活作息並產生良好的效果。**

Q 可以吃零食嗎？

如果你因為一天只吃兩頓飯，所以中間要吃點零食，那麼請先規劃好並按照計畫吃零食。如果你在十個小時內吃三餐，你可能不會特別餓，並不需要吃零食。主餐時吃飽，然後聆聽身體的飢餓訊息來決定該不該吃零食。

Q 為什麼時間限制飲食法不適合曾經有飲食失調問題的人？

飲食失調好比是厭食症（anorexia）、貪食症（bulimia）或「迴避／限制性食物攝入障礙」。曾經患有這類疾病的人可能會急著更嚴格力行斷食（超過十四個小時的斷食時間），進而罹患身心疾病。

人可以靠健康的方式進行斷食，但一不小心也可能跨過界線，過度逼迫自己斷食而生病，導致營養不良以及陷入不健康的思維模式。

Q 上夜班的人若想執行14/10斷食該怎麼做比較好？

根據研究，夜班工作者是罹患代謝症候群的高風險族群，所謂代謝症候群是指一個人同時有肥胖症、心臟病和第二型糖尿病。人在晚上就應該睡覺，如果此時在工作和吃飯，就會破壞人體的荷爾蒙和脂肪存儲機制。例如，我們從研究得知，戰機飛行員死於心臟病的機率高於因作戰而犧牲的機率。

因此，如果你要輪班工作，應該如何保護自己？從理論上來講，就算你晚上要工作，你還是應該要白天吃東西，晚上斷食。例如，當你早上八點下班時要吃早餐，然後睡七個小時；下午三點左右吃一頓輕便的午餐，之後再吃富含蛋白質食物的晚餐，讓你可以長時間保持精力，能夠撐到隔天早上六點左右。這樣就能在十小時的時段內進食。

在休息日，試著遵循相同的飲食方式，也就是早上九點吃早餐，下午三點左右吃午餐，然後在下午六點之前吃完輕食，因為這樣做可以讓你的荷爾蒙更加平衡。睡足七個多小時也有助於減輕體重。我的有些朋友是救護人員、警衛、醫生和醫護人員／看護（care worker），從他們口中得知，要維持這種進食時間非常困難。你能做的就是盡可能遵循用餐時間，盡量不要斷斷續續一直吃東西。

Q 如果不減肥，執行14/10斷食能獲得其他的好處嗎？

如果你不想減肥，或者想限制減重量，我建議你執行這項瘦身法的時間要少於五週，而且在十小時的飲食時段吃比平常多的食物。目前沒有大量研究可以指引我們該怎麼做。二〇一八年有一項針對處於糖尿病前期的男性進行的研究，受試驗者在上午六點半到八點半（早餐）和上午十點左右（午餐）吃了大量食物，並且在下午一點至下午三點之間吃完了晚餐，如此持續了五週。這些男人的血壓下降了，糖尿病指標也得到改善，但體重沒有減輕。

目前尚不清楚這些人的體重是如何不會減輕的，也許他們的食量遠超出平常，即便長期斷食也無濟於事。從研究細節可看出，這些人吃得很豐盛。人們認為，早點用餐有助於讓血壓恢復正常和改善糖尿病指標。

Q 如果我已經有低血壓，這種飲食是不是會讓我的血壓更低？

我要再次提醒，如果身體已經有任何狀況，請先諮詢專業醫師的建議。

根據我的經驗，如果開始時血壓過高，斷食有助於降低血壓。對於血壓正常的人來說，斷食會讓血壓維持在正常的水平。這可能是因為身體處於平衡狀態（稱為內環境穩定）時，它會停留在那種狀態。唯有系統失去平衡時，身體才會試著使其恢復平衡。如此說來，斷食可能有助於讓血壓恢復正常。

百家爭鳴的斷食法

我的一些個案偶爾會自行嘗試某些時間限制飲食法後，才來我的診所問診。他們經常從部落客、podcast或社交媒體聽過TRE。外頭流傳很多夜晚斷食的說法，斷食的長度也各不相同，有十二小時的，有十四小時的，也有十六小時的，這些方法都很受歡迎。甚至有一種間歇性斷食法，名叫「一日一餐」（One Meal a Day），要斷食二十三個小時！

本書第二章指出，人體在缺乏食物的情況下，會在十二個小時以後開啟許多不同的機制，這就是為什麼如此多的夜晚斷食法這麼令人感興趣。然而，有時候即便嘗試了數週長時間的夜晚斷食，還是看不到任何結果，無論是減重或改善消化系統症狀，這些成效都沒有。

我在下面列出以為自己在斷食的人所做的三種常見錯誤行為，這些行為可能會使他們即便執行了TRE也無法讓身體更健康：

1. 在斷食期間吃薄荷糖或嚼含糖的口香糖。

2. 早上喝咖啡時添加了人工甜味劑。咖啡和人工甜味劑都是緩瀉藥，如果你想利用TRE來改善慢性腹瀉[3]（chronic diarrhoea）這樣做就不是很好。

3. 在斷食期間喝的咖啡中加入任何奶類。

只要避開這些小地雷，通常斷食就能展現成效，體重下降。

過於嚴格執行斷食

我曾與某些顧客合作，看見他們斷食後體重下降，消化系統症狀也有所改善而同感興奮及喜悅。某些人在嘗試14/10斷食減重計畫以前，甚至試過較為嚴格的16/8斷食法，即八小時內進食、斷食十六個小時的方法。我通常只會推薦向來不

3 腹瀉症狀持續超過三十天。

吃早餐的人去嘗試這類相對嚴苛的斷食法，因為這些人若是起床後不久吃東西，就會感到噁心，非得等到過了大半個早上才會覺得肚子餓。

執行較嚴苛的斷食法，在最初幾週過後，消化系統症狀就會有所改善，並且體重也會減輕。然而，**許多人難以長期遵循八個小時內進食的方法，有時候甚至會搞得精疲力竭**，而且體重也無法進一步減輕，有些人的消化系統症狀甚至會再度惡化。這就是為什麼我認為斷食與能以健康方式瘦身之間有個很微妙的平衡。下面是我看到的一些案例以及應該避開的陷阱。

嘗試將早餐一直往後推遲或者忘記吃早餐，因此在下午二點才開始吃東西，然後往前計數八個小時，最終在晚上十點結束用餐。我們從研究得知，TRE要出現成效，通常得在晚上八點以前（最好在上床睡覺前二到三小時）吃完飯。

人在長期斷食許多個月以後（例如每天斷食十六個小時以上）就容易精疲力盡。我懷疑這是否是因為進食時段太短（八小時），以致於某些人沒有足夠的時間去攝取各種營養，以滿足人體維生素B群、鐵、維生素B12和葉酸（folate）的需求量。也許是因為有時會有外界的壓力，導致睡眠不足（我們知道在這種情況下斷食可能會有潛在的風險）、讓體重無法持續減輕，以及額外增加心臟的負擔。我們需要進行長期的隨機對照試驗來明確找出答案。

話雖如此，對於某些人來說，斷食十六個小時非常適合他們，能作為預設的飲食模式來長期遵循。我的問題是，年輕人的身體是否比年長者更能承受較長時間的斷食，從而獲得效果？同樣地，還沒有足夠的研究能夠回答這個問題。

CHAPTER 8

有利於打造
良好體態的習慣

只要稍微調整飲食時段或略微提高飲食質量，就能改善許多身體狀態。利用訓練筆記與攝取多樣性挑戰，可以幫助你監測睡眠、運動和飲水量並自我評估該如何調整時段，選擇更多對身體更好的食物。

在你執行了14/10斷食減重計畫三個月，體重已經順利減輕，現在想要維持新的體重和新陳代謝，以便降低血壓、控制胰島素分泌以及改善心臟健康指標。該如何做呢？

在動物研究中，讓動物每週七天中有五天執行時間限制飲食法，就能保持體重以及讓新陳代謝維持健康。做法很簡單，例如在十個小時內進食，週間的晚上六點至八點吃完飯，週末可以更隨性些。或在週末十二個小時（而非十個小時）內用完餐來維持瘦身成果。

另外根據人體研究，人們發現時間限制飲食法易於長期實施，也很容易成為根深蒂固的習慣。許多人在結束參與的研究四到十二個月之間，仍然持續執行這種瘦身法。如果你家已經訂定好新的用餐時間，可不可以輕鬆地遵循下去呢？如果可以，就去做吧！

若你想長期運用時間限制飲食法來保持健康，那麼為了讓肌肉保持結實（沒有脂肪），我會建議你每天要攝取足夠的蛋白質。

你可以利用下面的公式去計算每天所需的最低蛋白質攝取量。請參閱第六章的蛋白質食品列表，以便知道該如何攝取足夠的量。

你的體重（單位為公斤）＿＿＿×〇・七五＝＿＿＿公克。

（來源：英國食品標準局。）

某些人從一天吃三餐變成一天吃兩餐時，他們的蛋白質攝取量有時會下降，從而影響他們的肌肉量。例如，如果你過去早餐會吃雞蛋，然後開始長期不吃早餐，這就可能會影響你的肌肉量，因此你要記得在剩下的兩餐中多攝取蛋白質來維持強健的身體。

製造肌肉的原料是含有蛋白質的食物。隨著年齡增長，人會逐漸衰老，肌肉會逐漸流失，所以人過了中年以後，要特別留意這點，才能維持苗條的身材。如果你是嚴格吃素或吃鍋邊素，都要確保自己攝取足夠的蛋白質。每頓主餐大概要有二十克蛋白質。當然，攝取多少得看體格，這只是簡單的經驗法則。

請記住，隨著年齡增長，運動對於維持肌肉量（和讓骨骼強壯）也很重要。你可以攝取蛋白質並且平時做點負重運動來維持和鍛練肌肉。你不一定要去健身房做負重運動，只需在開始進食以前在家中做點伏地挺身、做些下犬式瑜伽動作

(downward-dog yoga posture)，或者舉啞鈴。進行其他例行活動時（例如刷牙，或者等待水壺煮沸熱水來泡一天的第一杯茶）也可做點運動，這樣就能將新的運動有效納入日常活動，並提醒自己別忘了運動。在開始之前，先做星形跳或原地跑一到二分鐘來熱身，然後找到自己喜歡的運動。只要你喜歡，就更可能持續下去。

案例1

縮減用餐時間大幅改善皮膚狀況

這名女性患有慢性皮膚病，我們請她執行14／10斷食減重計畫，讓她將飲食限制在十個小時吃完，並連續執行三個月。我們開始一起合作時，這位顧客的飲食日誌中寫滿了營養食品（從接下來的範例可以看出），因此起初很難理解為什麼她的皮膚問題會如此嚴重，也不知道為何她吃完某些食物以後身體會發癢。

這位女士每天進食的時間橫跨將近十六個小時（就像第一章參與沙克生物研究

凌晨五點四十五分	吐司、香蕉、咖啡加燕麥牛奶
上午九點	椰子汁、一杯咖啡
上午九點十五分	堅果棒
上午十點	餅乾
下午一點	沙拉、雞肉、義大利麵、橄欖、燕麥餅乾
下午三點	生薑茶、兩顆棗子
晚上八點	帶皮的烤馬鈴薯、酪梨醬、羊奶起司、帕爾馬火腿（Parma ham）、甜菜根
晚上十點	一杯克菲爾

中心研究的人一樣）。

我們和她共同合作，先將進食時間減到每天十二個小時，然後再減到每天十個小時。她要到早上九點上班以後才能吃任何食物或喝飲料，而且一定要在晚上七點三十分左右吃完晚餐，之後也不可再吃零食。如此一來，用餐時段便從一天將近十六個小時減少到大約十個小時。

她還戒了酒（通常只是為了社交才喝酒），並且多吃各種蔬果，蔬果富含植物化學物質和纖維，能提供腸道細菌食物，使其蓬勃發展，從而減少體內炎症。這位顧客也不吃零食，每天改吃三頓豐盛的飯菜，兩餐之間也只喝草本茶。

我與各位分享這個案例，目的是要告訴

大家：如果你能夠調整飲食（或略微提高飲食質量）並執行十四個小時的斷食，這樣做是很值得的。

下面列出她調整過的飲食方式。你會發現她現在會多吃扁豆、豆類、堅果和種子來增加植物的攝取量，也會吃各種蔬菜、水果、草本和香料。我已經指出她何時開始進食和何時結束用餐，所以你會清楚知道她的進食時段。

如同第二章所說，夜晚斷食可以減輕體內炎症／發炎，而且她的進食時間被減少了五個多小時，因此大幅改善了她的皮膚病症狀。

我前面說過，這位顧客以前一直吃得很健康，所以她是「調整」而非「徹底改變」飲食內容。三個月以後，她的皮膚發紅症狀也跟著明顯減緩了。

第一天

上午六點（醒來）：	薄荷茶和一杯水
上午九點（上班）：	薄荷茶
開始進食	
上午九點三十分（早餐）：	兩顆水煮蛋、 香蕉咖啡加燕麥牛奶、 椰子汁。
下午一點（午餐）：	自製鷹嘴豆沙拉配吃剩的吐司與雞肉（其中包括：鷹嘴豆罐頭、黃瓜、番茄、南瓜籽、薄荷、芝麻葉、磨成細絲狀的胡蘿蔔、檸檬和橄欖油、鹽和胡椒粉）、 少量堅果（譬如核桃）、 兩塊濃度百分之八十五的黑巧克力。
晚上七點（晚餐）：	快速簡便的自製印式豆泥糊（dahl，成分包括紅扁豆、洋蔥、印度綜合香料、薑黃、大蒜、辣椒、紅甜椒、菠菜、薑、香菜和萊姆。） 燉蘋果加亞麻籽、肉桂與羊奶優格。 一杯自製克菲爾。
晚上七點三十分結束進食	
八點三十分到九點三十分	一或兩杯草本茶

第二天

上午六點（醒來）：	薄荷茶和一杯水
上午九點（上班）：	薄荷茶
開始進食	
上午九點三十分（早餐）：	兩顆水煮蛋、切碎的蘋果和一些花生醬、咖啡加燕麥牛奶、椰子汁。
下午一點（午餐）：	一盒當地熟食店購買的沙拉（混合健康蔬菜，例如甜菜根、扁豆、辣椒和綠色甘藍）、少量混合的堅果和種子、兩塊濃度百分之八十五的黑巧克力、一杯草本茶。
晚上七點（晚餐）：	五香茄子配黑米和綠色沙拉、一杯自製克菲爾。
晚上七點三十分結束進食	
八點三十分到九點三十分	1或2杯草本茶

第三天

上午六點（醒來）：	薄荷茶和一杯水
上午九點（上班）：	薄荷茶
開始進食	
上午九點三十分（早餐）：	粥品（含有全脂牛奶、椰子片、亞麻籽、奇亞籽、一小茶匙的花生醬、香蕉或蘋果、葵花籽）、 咖啡加燕麥牛奶、 椰子汁。
下午一點（午餐）：	兩片多種籽麵包（seeded bread）配酪梨、番茄片和沙拉。 一把藍莓、 兩塊濃度百分之八十五的黑巧克力、 一杯草本茶。
晚上七點（晚餐）：	烤雞、烤蔬菜（如胡桃南瓜、辣椒、胡蘿蔔、紅洋蔥）和花椰菜。 覆盆子、羊奶優格、亞麻籽。
晚上七點三十分結束進食	
八點三十分到九點三十分	一或兩杯草本茶

案例2

瘦下十四公斤並改善腸躁症與憂鬱傾向

這位女士以前早上醒來就立即吃早餐（躺在床上喝杯加牛奶的茶配餅乾）。直到上床睡覺前的最後一刻，她都還在吃東西，她還因為罹患大腸急躁症而不敢吃某些蔬菜。

我們和她一起合作執行14/10斷食減重計畫，並希望她每天走一萬步，每週上兩次健身課。

四個月以後，她的體重從一百零一公斤減少到八十七公斤，總共減少了十四公斤。好消息是，執行14/10斷食減重計畫後她的大腸急躁症和憂鬱症的狀況也有所改善。

14/10斷食減重訓練筆記

我在本章會分享兩個我設計的表單，讓你養成兩種新的習慣：一是在十個小時的時段內進食（如果你打算減肥，我會建議你早一點用餐），二是增加你每週食用的植物種類。

14/10斷食減重的訓練筆記可幫助你監測睡眠、運動和飲水量，同時查看一週內每天何時開始和結束吃東西，以及總共的飲食時數。

這不是要和人競爭，只是為了幫助各位記錄實施情況並查看需要調整哪些時間來獲得最大的成效。

等你掌握進食時段以後，可以額外去記錄「攝取多樣性挑戰」表單的食用植物種類。我在診所發現，增加食用的植物種類可促進健康。如果能力可及的話，也很容易辦到。此外，這樣做也很有趣——人們常說，多嘗試新事物，生活會更有趣。

星期一

日期：

睡眠品質和睡眠時間：

吃早餐以前做什麼運動：

在十四個小時斷食期間的水分補充：

何時開始十個小時的飲食時段：

何時結束十個小時的飲食時段：

總進食時數：

星期二

日期：

睡眠品質和睡眠時間：

吃早餐以前做什麼運動：

在十四個小時斷食期間的水分補充：

何時開始十個小時的飲食時段：

何時結束十個小時的飲食時段：

總進食時數：

星期三

日期：

睡眠品質和睡眠時間：

吃早餐以前做什麼運動：

在十四個小時斷食期間的水分補充：

何時開始十個小時的飲食時段：

何時結束十個小時的飲食時段：

總進食時數：

星期四

日期：

睡眠品質和睡眠時間：

吃早餐以前做什麼運動：

在十四個小時斷食期間的水分補充：

何時開始十個小時的飲食時段：

何時結束十個小時的飲食時段：

總進食時數：

星期五

日期：

睡眠品質和睡眠時間：

吃早餐以前做什麼運動：

在十四個小時斷食期間的水分補充：

何時開始十個小時的飲食時段：

何時結束十個小時的飲食時段：

總進食時數：

星期六

日期：

睡眠品質和睡眠時間：

吃早餐以前做什麼運動：

在十四個小時斷食期間的水分補充：

何時開始十個小時的飲食時段：

何時結束十個小時的飲食時段：

總進食時數：

星期日

日期：

睡眠品質和睡眠時間：

吃早餐以前做什麼運動：

在十四個小時斷食期間的水分補充：

何時開始十個小時的飲食時段：

何時結束十個小時的飲食時段：

總進食時數：

攝取多樣性挑戰

寫下你這個禮拜要吃的蔬菜、草本植物、水果、堅果、種子、香料和豆類。試著至少吃三十種不同類型的食材，有些人甚至會攝取到六十種左右。下面的表格有足夠的空間，你可以盡量填寫。

我們現在知道，每週吃三十種以上不同類型的植物很重要，能夠促進體內微生物群系的健康，而只要這些菌叢健康，就能讓我們的體重恢復正常，免疫系統會更強健，情緒會更穩定，消化系統也會更健康。

你要記錄整週內吃過的食物種類，假使你吃過一次青蘋果，就只記錄一次。如果你後來吃了紅蘋果，就可以再記一次，因為紅蘋果是不同的種類，其植物化學成分與青蘋果不同。洋蔥也一樣：如果你今天吃了青洋蔥，明天吃了紅洋蔥，後天吃了白洋蔥，就可以記下三種不同類型的洋蔥，替腸道細菌餵食許多不同類型的植物化學物質和纖維。接下來一切就靠各位了，我對未來（我們的未來）感到非常興奮。只要大家遵循自然之道，每天提早一點進食，身體就會更健康，祝各位好運！

31	32	33	34	35
36	37	38	39	40
41	42	43	44	45
46	47	48	49	50
51	52	53	54	55
56	57	58	59	60

1	2	3	4	5
6	7	8	9	10
11	12	13	14	15
16	17	18	19	20
21	22	23	24	25
26	27	28	29	30

結語

持之以恆是成功的基石

希望本書能激勵各位善用進食和不進食的時間，來長期改善健康以及讓體重回復正常。許多與我合作的人都從溫和斷食的「14/10斷食減重計畫」獲得益處，他們**減輕了體重，維持了體內血糖平衡，讓心臟更健康，消化系統運作更有效以及減少了炎症**。我自己現在也遵循這種飲食法來保持健康。

我在此把話說白了，多數人不會某天早晨醒來，便可大幅改變飲食習慣，從原本整天吃個不停到每天在十個小時的時段吃二到三餐，接著在睡前二到三小時吃完食物，然後晚上斷食十四個小時。我們數十年來工作時間很長，上下班通勤時也很緊張，到了很晚才能煮飯和用餐，還有整天都能買到東西吃，所以才會養成如今的飲食習慣，在深夜不該進食的時候吃東西。

許多人必須學著去掌握新的進食時段，才能養成新的飲食習慣。**如果一開始遇到一些問題，就會每天學到一點東西，逐漸找出適合自己身體的飲食時段，以便遵守得更**

徹底。一旦你做了練習，就要持續不懈，直到你養成新的飲食習慣。不妨邀請你的朋友和家人一起練習，他們也能從中受益。

如果你打算減輕體重或解決心臟和血糖不平衡的問題，你可以在最初的三個月內密切遵循新的飲食習慣。過了這個期間以後，為了持續獲益，你可以在週間執行十個小時內進食的方法，週末改成十二個小時內用餐。

我不喜歡「diet」（節食）這個字，因為我認為它有短期的含義。我是個女性並置身於當今的社會，所以我接觸過許多流行和過時的節食法。我喜歡將本書運用的斷食視為長期日常生活的一部分。別忘了，在一九六〇年代和一九七〇年代，許多人還是遵循這種飲食習慣。只要稍微調整飲食習慣（晚點吃早餐，早點吃晚餐），就能夠從中受益。

我很高興看到針對時間限制飲食法的研究逐漸將十個小時認定為綜合考慮各種因素以後的最佳進食時段。正如本書所述，遵循14／10斷食減重計畫時，還是要攝取足夠的蛋白質來維持肌肉量與維繫苗條的身材（如果這是你想要的）。

最重要的是，用餐是生活中最大的樂趣之一。吃東西可以滋養身體，為我們補充精力，同時讓我們與人社交。我一生中最快樂的時光，就是與我所愛的人一起在週末共進午餐。我們也許會更善加利用早餐和午餐（或是重新愛上輕食！），因為我們現在知道選擇盡量在白天吃卡路里高的食物對身體有多好。這就是我為什麼要寫《14/10斷食減重計畫》的原因：

讓所有人在一天的最佳時間享受美食，進而永保健康。

資料來源

前言・・「何時」進食更關鍵

- Almost a third of those surveyed (1.6 million) had gained weight since March 2020 https://covid.joinzoe.com/post/lockdown-weight-gain
- Ammar et al. 'Effects of COVID-19 home confinement on eating behaviour and physical activity: results of the ECLB-COVID19 international online survey'. *Nutrients (2020)*. https://doi.org/10.3390/nu12061583

第一章・・先來看看數據怎麼說——14/10斷食的科學研究

- Hatori et al., 'Time-restricted feeding without reducing caloric intake prevents metabolic diseases in mice fed a high-fat diet', *Cell Metabolism*, Vol. 15 (2012): 848–860.
- Chaix, A., Zarrinpar, A., Miu, P., Panda, S., 'Time-restricted feeding is a preventative and therapeutic intervention against diverse nutritional challenges', *Cell Metabolism* (2014). doi: 10.1016/j.cmet.2014.11.001
- Zarrinpar, A., Chaix, A., Yooseph, S., Panda, S., 'Diet and feeding pattern affect the diurnal dynamics of the gut

microbiome', *Cell Metabolism* (2014). doi: 10.1016/j. cmet.2014.11.008

- Gill, S., and Panda, S., 'A smartphone app reveals erratic diurnal eating patterns in humans that can be modulated for health benefits', *Cell Metabolism* (2015). doi: 10.1016/j. cmet.2015.09.005
- NHS obesity figures: https://digital.nhs.uk/data-and-information/publications/statistical/statistics-on-obesity-physical-activity-and-diet/england-2020/part-3-adult-obesity-copy
- Overweight and obese figures in the US: https://www.cdc.gov/nchs/fastats/obesity-overweight.htm
- Sutton, E., et al., 'Early time-restricted feeding improves insulin sensitivity, blood pressure, and oxidative stress even without weight loss in men with prediabetes', *Cell Metabolism* (2018). doi: 10.1016/j.cmet.2018.04.010
- Wilkinson et al., 'Ten-hour time-restricted eating reduces weight, blood pressure, and atherogenic lipids in patients with metabolic syndrome', *Cell Metabolism* (2020). doi: 10.1016/j.cmet.2019.11.004
- Chow et al., 'Time- restricted eating effects on body composition and metabolic measures in humans with overweight: a feasibility study', *Obesity (2020)*. https://doi.org/10.1002/oby.22756
- Ha and Song. 'Associations of meal timing and frequency with obesity and metabolic syndrome among Korean adults', *Nutrients (2019)*. doi: 10.3390/nu11102437
- Cienfuegos et al., 'Effects of 4-and 6-h time-restricted feeding on weight and cardiometabolic health: a randomized controlled trial in adults with obesity', *Cell Metabolism* (2020). doi: 10.1016/j.cmet.2020.06.018

- Hyde, J., First edition, , Quercus Books (London: 2015)
- Martens et al., 'Short-term time-restricted feeding is safe and feasible in non-obese healthy midlife and older adults', *Geroscience* (2020). doi: 10.1007/s11357-020-00156-6
- Parr et al., 'A time to eat and a time to exercise', *Exercise and Sport Sciences Reviews (2020)*. doi: 10.1249/JES.0000000000000207
- Aoyama and Shibata, 'Time- of- day dependent physiological responses to meal and exercise. Review.', *Frontiers in Nutrition (2020)*. doi: 10.3389/fnut.2020.00018
- Smith, R., et al., 'Metabolic flexibility as an adaptation to energy resources and requirements in health and disease',*Endocrine Reviews* (2018). doi: 10.1210/er.2017-00211:10.1210/er.2017-00211
- Anton, S., et al., 'Flipping the metabolic switch: understanding and applying health benefits of fasting', *Obesity* (2018). doi: 10.1002/oby.22065
- Zarrinpar, A., Chaix, A., Panda, S., 'Daily eating patterns and their impact on health and disease', *Trends Endocrinol Metab (2015)*. doi: 10.1016/j.tem.2015.11.007
- Saklayan, M., 'The global epidemic of metabolic syndrome', *Hypertension and Obesity* (2018). doi: 10.1007/s11906-

018-0812-z

第二章・重啟身體的開關——14/10斷食減重計畫的力量

- Anton, S., et al., 'Flipping the metabolic switch: understanding and applying health benefits of fasting', *Obesity* (2018). doi: 10.1002/oby.22065
- Paoli et al., 'Review: The influence of meal frequency and timing on health in humans: the role of fasting. *Nutrients (2019)*. doi: 10.3390/nu11040719
- McHill et al., 'Later circadian timing of food intake is associated with increased body fat', *American Journal of Clinical Nutrition* (2017). doi: 10.3945/ajcn.117.161588
- Chaix, A., Zarrinpar, A., Miu, P., Panda, S., 'Time-restricted feeding is a preventative and therapeutic intervention against diverse nutritional challenges', *Cell Metabolism* (2014). doi: 10.1016/j.cmet.2014.11.001
- Zouhal et al., 'Exercise training and fasting. Current insights', *Journal of Sports Medicine (2020)*. doi: 10.2147/OAJSM.S224919
- Edinburgh et al., 'Skipping breakfast before exercise creates a more negative 24-hour energy balance. A randomized

controlled trial in healthy physically active young men', *Journal of Nutrition (2019)*. doi: 10.1093/jn/nxz018

- Chung, K., and Chung, H., 'Review: The effects of calorie restriction on autophagy. Role of aging intervention', *Nutrients (2019)*. doi:10.3390/nu11122923
- Sutton, E., et al., 'Early time-restricted feeding improves insulin sensitivity, blood pressure, and oxidative stress even without weight loss in men with prediabetes', *Cell Metabolism* (2018). doi: 10.1016/j.cmet.2018.04.010
- Tinsley and Horne. 'Intermittent fasting and cardiovascular disease: current evidence and unresolved questions', *Future Cardiology (2018)*. doi: 10.2217/fca-2017-0038
- Mattson, M., et al., 'Intermittent metabolic switching, neuroplasticity and brain health', *Nat. Rev. Neurosci.* (2018). doi: 10.1038/nrn.2017.156.
- Baik, S., et al. 'Intermittent fasting increases adult hippocampal neurogenesis', *Brain and Behaviour* (2019). doi: 10.1002/brb3.1444
- Kahleova et al., 'Eating two larger meals a day (breakfast and lunch) is more effective than six smaller meals in a reduced-energy regimen for patients with type 2 diabetes: a randomised crossover study', *Diabetologia (2014)*. doi: 10.1007/s00125-014-3253-5
- Guo, Y., et al., 'Intermittent fasting improves cardiometabolic risk factors and alters gut microbiota in metabolic

syndrome patients', *The Journal of Clinical Endocrinology & Metabolism* (2020). doi: 10.1210/clinem/dgaa644

- Regmi and Heilbronn. 'Time-restricted eating: benefits, mechanisms, and challenges in translation', *iScience (2020)*. https://doi.org/10.1016/j.isci.2020.101161

第三章・・文明如何改變我們的飲食行為

- McHill et al., 'Later circadian timing of food intake is associated with increased body fat', *American Journal of Clinical Nutrition* (2017).
- Neuhouser et al., 'Associations of number of daily eating occasions with type 2 diabetes risk in the Women's Health Initiative Dietary Modification Trial', *Current Developments in Nutrition* (2020). doi: 10.1093/cdn/nzaa126

第四章・・準備開始14/10斷食減重計畫

- Ikonte, C. et al., 'Micronutrient inadequacy in short sleep: NHANES 2005-2016', *Nutrients (2019)*. doi:10.3390/nu11102335

第五章：14/10斷食減重計畫由你掌控

- William, M. and Rollnick, S., 'Motivational interviewing'(2020). Guildford Press.
- Okauchiet al., 'Timing of food intake is more potent than habitual voluntary exercise to prevent diet-induced obesity in mice', *Chronobiology International (2018)*. doi: 10.1080/07420528.2018.1516672
- Parr et al., 'A time to eat and a time to exercise. *Exercise and Sport Sciences Reviews (2020)*. doi: 10.1249/JES.0000000000000207
- Wirth et al., 'The role of protein intake and its timing on body composition and muscle function in healthy adults: a systematic review and meta-analysis of randomized controlled trials', *The Journal of Nutrition (2020)*. https://doi.org/10.1093/jn/nxaa049
- To join the Zoe project, co-founded by Professor Tim Spector, see website: https://joinzoe.com
- Guo, Y., et al., 'Intermittent fasting improves cardiometabolic risk factors and alters gut microbiota in metabolic syndrome patients', *The Journal of Clinical Endocrinology & Metabolism* (2020). doi: 10.1210/clinem/dgaa644
- Minich, D., 'A review of the science of colourful, plant-based food and practical strategies for "eating the rainbow"', *Journal of Nutrition and Metabolism (2019)*. https://doi.org/10.1155/2019/2125070
- Pietrocola et al., 'Coffee induces autophagy in vivo', *Cell Cycle* (2014). doi: 10.4161/cc.28929 Ruiz-Ojeda, F., 'Effects of

sweeteners on the gut microbiota: a review of experimental studies and clinical trials', *Advances in Nutrition* (2019). doi: 10.1093/advances/nmy037

- Higgins 'A randomized controlled trial contrasting the effects of 4 low-calorie sweeteners and sucrose on body weight in adults with overweight or obesity', Am. J. Clin. Nutr (2019). doi: 10.1093/ajcn/nqy381
- Borges 'Artificially sweetened beverages and the response to the global obesity crisis', *PLOs Med.* (2017). doi: 10.1371/journal.pmed.1002195
- Wang 'Non- nutritive sweeteners possess a bacteriostatic effect and alter gut microbiota in mice', *PLOs Med* (2018) https://doi.org/10.1371/journal.pone.0199080
- Suez, J., et al., 'Artificial sweeteners induce glucose intolerance by altering the gut microbiota', *Nature (2014).* doi:10.1038/nautre13793.

第六章：14/10斷食的推薦備餐

- Food Standards Agency, 11th edition, *Manual of Nutrition*, The Stationery Office, (Norwich: 2008)
- For more recipes using Aleppo pepper see: Ottolenghi, Y. and Belfrage, I. *Flavour*, Ebury Press (London: 2020).
- You can check the protein content of many foods at https://nutritiondata.self.com

第七章：14/10斷食常見問題Q&A

- Waldman, H. et al., 'Time- restricted feeding for the prevention of cardiometabolic diseases in high- stress occupations: a mechanistic review', *Nutrition Reviews* (2019). doi: 10.1093/nutrit/nuz090
- Sutton, E., et al., 'Early time- restricted feeding improves insulin sensitivity, blood pressure, and oxidative stress even without weight loss in men with prediabetes', *Cell Metabolism* (2018). doi: 10.1016/j.cmet.2018.04.010
- Lowe et al. Effects of time- restricted eating on weight loss and other metabolic parameters in women and men with overweight and obesity. The TREAT RCT. *JAMA Internal Medicine* (2020). doi:10.1001/jamainternmed.2020.4153

第八章：有利於打造良好體態的習慣

- Olsen, M. K. et al, 'Time- restricted feeding on weekdays restricts weight gain: A study using rat models of high- fat diet- induced obesity', *Physiology & Behavior* (2017). https://doi.org/10.1016/j.physbeh.2017.02.032
- Rollnick, S. et al., *Motivational Interviewing in Health Care: Helping Patients Change Behavior*, Guilford Press (New York: 2008).

結語：持之以恆是成功的基石

- Lee, S. A. et al, 'Determinants of adherence in timerestricted feeding in older adults: lessons from a pilot study', *Nutrients* (2020). doi: 10.3390/nu12030874
- Chaix, A. et al., 'Time- restricted feeding is a preventative and therapeutic intervention against diverse nutritional challenges', *Cell Metabolism* (2014). doi: 10.1016/j.cmet.2014.11.001

致謝

我要感謝我的經紀人克萊爾·派特森·康拉德（Claire Paterson Conrad）深具遠見並從旁鼓勵我，在此致上萬分謝意。我要感謝莎拉·喬丹（Sarah Jordan）醫生，謝謝她撮合我與克萊爾。我也要感謝珍·海恩斯（Jane Haynes）讓我能夠結識莎拉。

霍利·哈里斯（Holly Harris）和卡亞·尚（Kaiya Shang）是充滿熱情的出版人，西蒙與舒斯特（Simon & Schuster）出版的索菲亞·阿赫塔（Sophia Akhtar）、吉納維芙·巴拉特（Genevieve Barratt）和潔西卡·巴拉特（Jessica Barratt）則是為這本書一起努力，我非常感謝這群人的一路支持。要出一本書，需要眾人齊心合作，而我很幸運能與這群人合作並貢獻我的一分力量。

本書記載我和客戶在這個領域一起合作所積累的經驗，我要特別謝謝這些人。讓我在每次診療、工作坊或靜養所的期間不間斷地都學到了很多，並隨時都在成長。我參考世界各地的研究成果，將所知所學結合起來，以便加以實際運用。在上個世紀，薩欽·潘達（Satchin Panda）博士及其沙克生物研究中心的團隊提出了最激勵人心的營養相關研究，可謂這個領域的開路先鋒。我必須在此特別提起他們，希望許多人可以藉由本書，將實驗室的研究的成果落實到日常飲食。

我要感謝哈雷街「綜合實踐中心」（The Integrated Practice）精神科的朱迪思・莫林（Judith Mohring）醫生、詹姆斯・庫斯托（James Kustow）醫生、心理治療師馬克斯・科恩（Max Cohen）以及所有同仁，你們對於營養學和生活方式醫學（lifestyle medicine）充滿熱情並不時支持我，在此致上深深的謝意。

我要感謝倫敦大學學院附屬醫院（University College Hospital London）的戴夫・查托爾（Dave Chatoor）醫生，感謝你的指導、激勵和幫助。

還有米格爾・托里比奧—馬泰亞斯（Miguel Toribio-Mateas），謝謝你與我長談，讓我排解了寫作時的孤獨感。

我最後要感謝我的孩子馬克斯（Max）、漢娜（Hanna）（這兩位現在都比我高，也比我更聰明）和馬庫斯（Markus），謝謝你們一路關愛和信任我。

國家圖書館出版品預行編目 (CIP) 資料

14/10 斷食減重計畫 / 珍妮特 · 海德(Jeannette Hyde)著；吳煒聲譯. -- 初版. -- 臺北市：遠流出版事業股份有限公司, 2021.07
面；　公分
譯自：10 Hour diet : lose weight and turn back the clock using time restricted eating
ISBN 978-957-32-9102-2(平裝)
1.減重　2.斷食療法
411.94　　110006420

14/10斷食減重計畫

10 Hour Diet:
Lose weight and turn back the clock using time restricted eating

作　　者　珍妮特·海德 Jeannette Hyde
譯　　者　吳煒聲
主　　編　盧羿珊
封面設計　張天薪
內頁設計　楊廣榕
內文排版　菩薩蠻電腦科技有限公司

發 行 人　王榮文
出版發行　遠流出版事業股份有限公司
104005臺北市中山區中山北路一段11號13樓
電話(02)2571-0297
傳真(02)2571-0197
郵撥 0189456-1
著作權顧問　蕭雄淋律師

定　　價　360元
初版一刷　2021年7月1日

遠流博識網　www.ylib.com　E-mail: ylib@ylib.com
遠流粉絲團　www.facebook.com/ylibfans